这样吃
活过100岁

（日）伊藤翠 著　胡腾飞 译

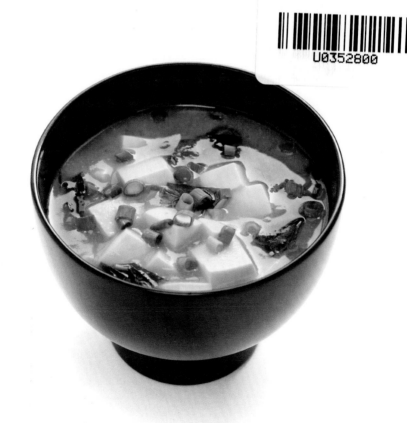

江苏科学技术出版社　凤凰含章

图书在版编目（CIP）数据

这样吃活过 100 岁 /（日）伊藤翠著；胡腾飞译 . --
南京 : 江苏科学技术出版社 , 2014.8
（含章·速查超图解系列）
ISBN 978-7-5537-3120-9

Ⅰ . ①这… Ⅱ . ①伊… ②胡… Ⅲ . ①长寿 – 食物养
生 Ⅳ . ① R247.1

中国版本图书馆 CIP 数据核字 (2014) 第 084253 号

江苏省版权局著作权合同登记　图字：10-2014-214 号

这样吃活过100岁

著　　　者	（日）伊藤翠	
译　　　者	胡腾飞	
责 任 编 辑	樊　明	葛　昀
责 任 监 制	曹叶平	周雅婷

出 版 发 行	凤凰出版传媒股份有限公司
	江苏科学技术出版社
出版社地址	南京市湖南路 1 号 A 楼，邮编：210009
出版社网址	http://www.pspress.cn
经　　　销	凤凰出版传媒股份有限公司
印　　　刷	北京旭丰源印刷技术有限公司

开　　　本	718mm×1000mm　1/16
印　　　张	13
字　　　数	230千字
版　　　次	2014年8月第1版
印　　　次	2014年8月第1次印刷

标 准 书 号	ISBN 978-7-5537-3120-9
定　　　价	45.00元

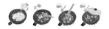

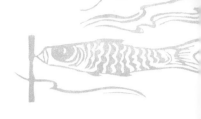

为什么日本人会长寿?

长寿虽然是一个可喜的现象,但是我们必须明确的是,随着年龄的增长,不患任何疾病地衰老的确很难。

本书所要传达给您的正是如何运用日常生活中的食材调理体质,和谐、健康地度过每一天。而这个目标只需要在我们的日常三餐上下点工夫就完全能够实现。

"通过食物调理身心"——这种从古至今流传下来的养生智慧,不仅和尊崇"药食同源"的中国不谋而合,而且在古希腊也同样奉行。在日本,从明治时代开始,就主张在一日三餐中少食精米,尽量多摄入粗粮、大豆、当季的蔬菜、鱼等高纤维、高蛋白的食材,现在重新审视这种饮食结构,也可以称得上是通过食物来建立一个健康的膳食体系。

近些年,日本这种自古以来推行的饮食方法得到了科学的论证,它确实可以为我们的身体带来健康,而在世界各地,这种"厨房里的养生智慧"也得到了强烈的追捧。

将日常生活中的食物作为祛病养生的"药材",并且可以通过自己的双手轻松获得健康,想必,这种乐趣对于每一个人来说都是有条件做到的。试着想一想,我们利用周末的休息时光,深入到大自然中去采摘药材,然后回到家中,用砂锅慢慢地熬煮,静静地坐在一旁守候着,这样的时光,不是更加惬意吗?

带着愉悦之情享受获得健康的过程,仅仅需要我们身处厨房就能获得。

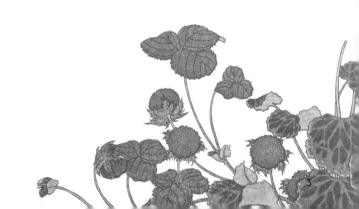

目 录 Contents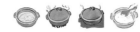

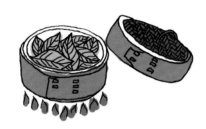

第一章 预防身体慢性疾病

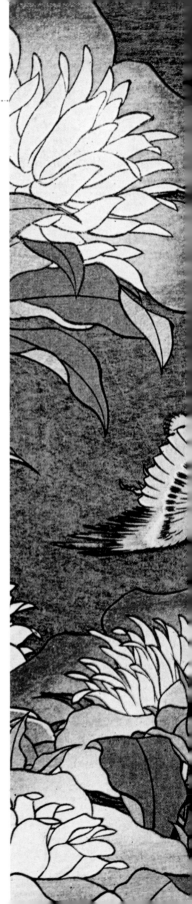

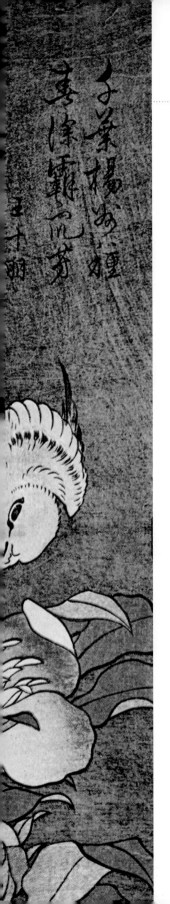

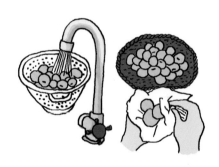

第二章 有效治疗和改善疾病的疗法

目 录 Contents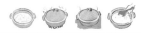

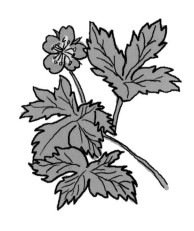

第三章 改善女性生理健康的疗法

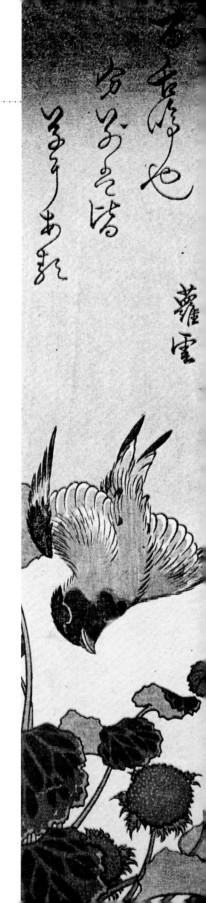

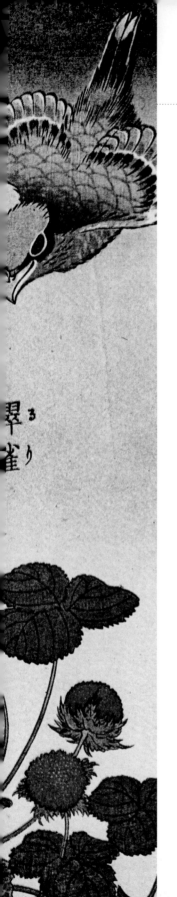

第四章 小食大补基本食疗养生

⊛ 日本医疗发展的历史

日本的医学是如何产生、如何发展的呢？

其根源可以追溯到远古神话时代，当时就已经产生了医学萌芽。之后，接受了从中国传来的最先进的知识，由先人加以完善，在历经了各种变迁之后形成了今天的这个体系。

≫ 神话中医疗的起源

太古的人类，以神为中心来思考世间万物。他们认为谷物成熟是神的恩赐，同样，疾病、灾害也是鬼在作祟。因此，要治愈疾病就必须驱除邪鬼，这也要依赖神力。而施行祈祷和法术的人，就被称为了原始时代的医师。

随着对病痛认识的加深，人类发现要使患者恢复健康，休养和饮食至关重要，也渐渐开始尝试用身边的植物来治疗病症。

摘自从平安时代到镰仓时代绘制的画卷《病草纸》，上面是正在进行眼部治疗的医师。这也是当时最先进、最高端的医疗技术之一。

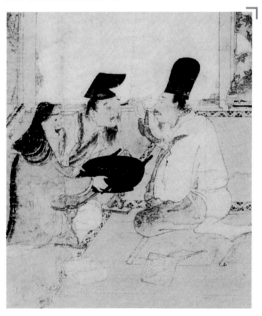

经历了食物中毒、化脓等状况，人类逐渐掌握了将天然植物用来当作药物来使用的智慧。

《古事记》记载的因幡之白兔的故事中，就出现了用盐水清洗治疗皮肤烧伤、用宽叶包裹香蒲花穗治疗皮肤溃烂等症方法。

此外，在八百万大神的故事中也记录了将文蛤的壳用火烧然后掺入乳汁治疗烧伤的方法。从这些神话中，可以了解到古代的医疗知识。

≫ 中国医学的传入

古代的日本人对日本医学有了原始的积累，后来又从当时的中国引入先进的医疗知识，使日本医疗技术有了突飞猛进的发展。

但中国医药是何时传入的，没有具体的文字记载，但根据水稻种植和青铜器对日本弥生文化的影响推断，中国的医药技术也是大致在那时候传入日本的。

国家间正式的医学交流始于圣德太子向隋炀帝递交的国书，那是在公元610年。通过遣唐使和僧侣积极引入中国的医学知识和本草知识。

日本为了培养医师，在公元701年颁布的《大宝律令》中，设立了典药寮。同时公布了《医疾令》，明确了医师的教程和整体医药的各个规定。但是，这只是面向皇室和贵族的医师培养，与平民老百姓无缘，因此没有持续太长的时间。

到了与中国交流达200年左右的平安时代，日本医疗界开始出现由日本人编撰的医药书。《大同类聚方》是应敕命编撰的日本固有的处方。日本最古老的医书《医心方》是隋唐医学的集大成。若追寻这两本书的源泉，很明显均依存于中国医学，但是根据日本的医学经验来编集这一点是值得我们高度评价的。

≫ 医学的本土化

《医心方》是不折不扣的探索日本式医学的著作。这本书在编撰过程中更大程度上考虑了日本的风俗，并非照抄中国书籍所得，对荣西的《吃茶养生记》、梶原性全的《顿医抄》和《万安方》及有邻的《福田方》等著作产生了深远的影响。

据文字记载，日本医学迈出独创的第一步是在16世纪以后。曲直濑道三进一步发展了金、元医学，著有《启迪集》等著作。拥护这部著作理论的人便形成了后世派，与之相对的便是重视实证主义学识的古方派。

但是，两派都重视腹诊，这一点明显不同于中国的医学，是日本独自摸索医学的证明。通过触摸按压患者的腹部来了解腹内脏腑异常变化和全身状况的腹诊在《伤寒论》中有所提及，但是当时在中国并不受重视。

但是在日本，主张"张仲景医学回归"的古方派自不用说，后世派也非常重视腹诊，而且从这时开始，兼任僧侣的医师减少，以治疗为职业的医师增加。

在本土的医学取得一定成果的江户时代后期，日本的西洋医学也受到了人们的关注。肯贝尔著的《周游奇观》（1721年）、《日本志》(1727年)和西柏特的《日本植物志》

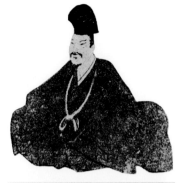

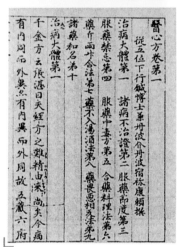

平安时代中期的医书《医心方》（下）和其撰述者丹波康赖（上）。引用隋、唐的医书80种，将治疗法和草药的知识进行分类排列，是当时中国医学书的集大成者。

（1791年）中都有关于日本的医疗和生药的介绍，西博尔德也将所见所闻记载在《日本》（1832年）等书中。中国的医学经润色在日本开出绚烂的花朵是从江户时代的17世纪左右到明治维新之前这段时期。

据1819年的《江户今世医家人名录》记载，当时医师的总数达到了570人，在第二年的续编中有2500人进行了登记。虽然医师的队伍不断壮大，但医师们的素质却良莠不齐，鱼龙混杂。

>> 僧医和修行者

正如基督教的传教士同时又是医师一样，佛教的僧侣也兼任医师，寺院也是免费治病的场所。但是，医术不高的僧医，会认为久治不愈的病皆为老毛病。胃消化不良、高血压、糖尿病都是老毛病，天花、麻疹等传染病由于是一时的，所以它们便不能称为老毛病。

在国家间的交流中，带来了各种疾病，但是僧医的治疗以巫术和祈祷为主，而运用作为"鉴真秘方"传入草药和石药的情况很少。

虽然是题外话，直到明治之前，僧侣比医师的官位要高。因此，虚荣心强的医师加入了僧籍，留着和尚头；梳着发髻和全髻的医师抵制这种风潮，所以，发型也可以投射出各种各样的心理，非常有趣。

>> 明治以后的变化

到了近代，政府开始极力追赶西洋，在1874年甚至还公布了不脱离汉方学习西医就不能称为医师的医学制度。虽然浅田宗伯等极力反对，但也无法改变当时崇尚西学的趋势，日本的医疗转为被西洋医学所支配。不仅如此，以汉和药为主流的药品也被西洋药所取代，但当时的西洋药只是一些碳

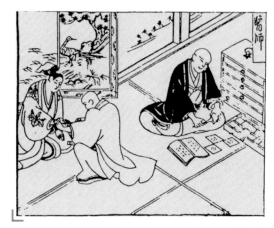

在确立了医官制的江户中期以后，朝廷、幕府、各藩中所具有的御典医。虽然设置了详细的阶位，但是是世袭，因此，也有为了提高门第而获得僧位的医师。（摘自《人伦训蒙图汇》）

酸氢钠等非常原始的药品。

汉和处方的传承药受到了很大的打击，无论是江户成药的药品，还是小摊贩的大道药品都受到了巨大的损失。随着成药的衰退，被称为庶民文化财产的成药店也逐渐减少、消失了。

很讽刺的是，随着西方合成药的副作用和医师与患者的关系疏远，东洋医学和汉药又在1960年以后逐渐复兴了起来。而且，慢性病的多发也是日本重新审视汉方的一大原因。1976年，汉方制剂被列入了医疗保险的范围，日本东洋医学会也正式得到了承认。

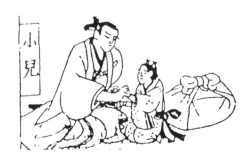

小儿医师。不论是过去还是现在，医治抵抗力弱的儿童的疾病，对医师来说都是个难题。但是，江户宽永期之后，以小儿为专业的医师也逐渐增加了。（摘自《人伦训蒙图汇》）

⚛ 传说中的名医们

日本的医学，在受到中国文化影响后，公元6世纪开始快速发展。到了江户时期，围绕对中国医学的继承形成了各种学派，再加上兰学的传入，各派相互影响推动了医学的发展。日本以东洋医学为轴心，确立了日本独自的医疗体系。下面列举的就是历代名医。

» 曲直濑道三
`まなせどうさん`

活跃于日本医学萌芽时期，是室町时代和安土、桃山时代最著名的医师。道三引入了当时最新的中国医学，并加以总结，著成了《启迪集》，对后世日本医学产生了深远影响。

道三生于京都柳原，名正盛，字一溪，"道三"为其通称。他自幼失去父母，在寺院长大。20岁时在下野足利学校学习，并巧遇田代三喜（1465~1537年）。三喜在明留学10多年，回国后传播李东垣和朱丹溪的医学理论，是李朱医学的先驱。道三还俗后正式取名

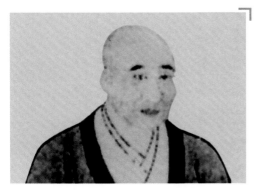

活跃于室町时代到安土、桃山时代的曲直濑道三。

为曲直濑，归入三喜门下。他不拘泥于理论，致力于将理论实用化，注重实践，不久还创立了近世的实证医学。

» 永田德本
`ながたとくほん`

"西有曲直濑道三，东有勇田德本"，二者相齐名。永田德本是从室町时代到江户前期的医师，是一个很有名气但又像谜一样的人物。出生地说法不一，有的说生于信浓国（今长野县），也有的说生于甲斐国（今山梨县），但其长寿却是不争事实。他从李朱医学向张仲景学说转化，作为忠实地践行《伤寒论》的医生而为人们所知。德本在甲斐国的一间茅庵中定居，但他并不是静静地待在那儿，而是背着药袋，骑在牛背上到处采集药草，将其作为药材制成各种药品。而还叫卖着"甲斐的德本，一服十八文"。

虽然他拥有当德川秀忠卧病在床而御医们束手无策的时候被请去诊察的经历，但比起成为御医，他更关注药草和制剂。在秀忠的诊疗中，主张使用烈性药的德本与担心副作用的御医们之间产生了分歧，这也是一个很有趣的故事。德本坚持己见不让步，结果数日后秀忠的病痊愈了。但他拒绝了赏赐，只按十八文一服收取费用，然后同来时一样骑在牛背上潇洒地离去。

≫ 小川笙船
おがわしょうせん

以"治病救人是医生的天职"来教诲自己并将其付诸实践的是笙船，名广正，号云语，"笙船"为其通称。他生于近江国（位于今滋贺县），在江户的小石川传通院前开了一家诊所，但他对许多人生了病但没钱进行诊察感到非常痛心，于是决意通过向目安箱（德川吉宗为体察民情而设的投诉建议箱，为历代将军沿用）投递信函来说明情况。是在1721年。

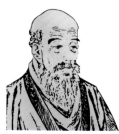

被歌颂为"东有德本"的永田德本。像谜一样的人物。

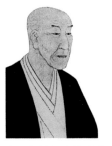

生于丹波龟山的医生之家，在医学中奉行实证主义的山脇东洋。

成功研制内服全身麻醉药的华冈青洲。

以此为契机，第二年，政府在小石川药园设立了一所医院，取名为"养生所"，优先帮助那些年老无助又不富裕的患者。但是由于运营经费很少，所以限制入院人数为40人，然而走廊里也经常挤满了患者。

养生所配置了以笙船为中心的内科、外科、眼科医生和与力（幕府时代的职名），受町奉行的管理。以此养生所为原型，山本周五郎著有《红胡子诊疗谭》，书中被称为"红胡子"的医生掌握最新的医术，从需要此技术的有钱人那儿获得额外的酬礼且将这些酬礼投入到养生所，这个爽快的形象，无论怎么看都与小川笙船很相似。

江户时期的医生鱼目混珠，由于没有医师资格的考试，只要愿意谁都可以成为医生。不仅医术，生活情况也千差万别，既有有官职的医生也有依靠农活儿来维持生计的医生。

但是，著名的医师也未必就是名医，笙船的事例就很好地证明了这一点。

≫ 山脇东洋
やまわきとうよう

作为古方派的继承人，著名的东洋生于丹波龟山的医学世家，名尚德，通称道作，最初号移山，后改为东洋。22岁时，被京都的山脇玄修认可其才能并收为养子，24岁时继任家督，第二年担任法眼，以极快的速度取得成功。但苦于与武家出身的后妻感情不和，他为了摆脱这种烦恼，决定一心专研医学。

受后藤艮山学风影响的东洋，在医学中奉行实证主义，希望能进行人体解剖，确立五脏六腑说。夙愿得以实现是在他50岁的时候。他得到对死刑犯的尸体进行解剖的许可，在京都的六角监狱见到了5名斩首犯。当时的医生并不直接用手术刀接触脏腑，而是杂役拿着刀将尸体剖开，然后将呈现在刀刃下的脏器做记录。

日本最初的人体解剖有时间的限制，但还是流传下添加了将其所见绘制成4页解剖图的《藏志》。正因为是被斩首的，所以有时会出现计算的脊椎骨数比实际少的错误。不可否认这使日本的医学将目光投向了新的领域，特别是对教条式医生的打击很大。在这4年之后，东洋的门人栗山孝庵也进行了解剖。

可以说东洋开拓的人体解剖学，推动

了前野良泽、杉田玄白《解体新书》的刊行。而且作为东洋功绩之一的、不可忽视的是《外台秘要方》的翻刻，其中收录了唐代的6000多种处方，是一部非常宝贵的文献。这部书是东洋自费翻译出版的。

» 华冈青洲
はなおかせいしゆう

他在医学上取得了卓越的成绩，但却一生简朴。青洲的名字直到现在仍被人传颂。他认为无论内科还是外科都应专研活体，主张"内外合一、活物穷理"，同时也采用民间疗法，实行与汉兰折中的方法。青洲生于日本纪伊国（今和歌山县）的西野山，名震，通称随贤。父亲直道也是当地受人信赖的医生。

青洲18岁时到京都从医士吉益南涯学习古代汉医，另从大和见立研习荷兰的外科医术。父亲去世后回乡继承了家业，一边帮人看病一边研究自己独自的疗法，还开设了私塾，努力进行医生的培养。

再次进京后，他改良了接骨医生用的麻醉药，研究口服的麻醉药——麻沸散（也称为通仙散），并用此进行了全身麻醉，成功地摘除了乳腺肿瘤。在此之前的手术必须将组织整体切除，即使如此，患者也不得不忍受着疼痛。青洲通过麻醉使手术中的疼痛感暂时性地消失，直到手术彻底结束。但是，此研究在他的母亲和妻子身上做人体实验时，最终导致了他妻子失明的悲剧。

青洲还给后人留下了紫云膏，这种软膏药直到现在仍有显著的抗菌、消炎的作用，作为促进肉芽生长的低刺激性外用药而受到广大人民的好评。

青洲将居住在偏僻的乡村为庶民治病看作是最大的快乐。他以在野为条件接收了纪州藩的聘请担任藩的御医，一直到晚年。他所开

设的拒绝世俗荣华的私塾——春林轩培养了1000多名医师。在他去世后，他的弟子将笔记编成了《疡科秘录》和《灯下医谈》，但是，他亲手记录的文件却完全没有。

» 其他的名医

还有许多当之无愧的名医。贝原益轩著有《养生训》，主张"万病一毒论"古方派的推崇者吉益东洞（1701~1773年）也不能忽视，他即使到了为维持生计而制作人偶的地步，仍坚持自己的信念，留下了医论集《医断》，论述生药功效的《药征》以及将《伤寒论》中阴阳五行说去掉之后的药方加以分类，编成的《类聚方》等许多著作。

可以将目光向兰学的医师进一步扩展，但这不是本章的主旨。但是在此无论如何都想提及的是西博尔德的女儿，也是日本的首位女医生楠本稻（1827~1903年）及医制公布后参加国家考试的首位女医师荻野吟子（1851~1913年）。二者的共通之处是都经过了许多磨难才成为医师。

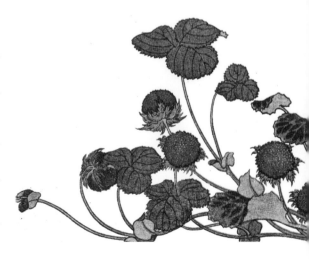

日本的医书及其特征

从飞鸟、白凤时代到明治时期1500年间，支撑日本医疗的是以中国文化为体系的医学。期间，引入了大量的医书，以这些文献为参考，日本医师结合本国的风俗和生活，探索出独特的疗法，创作了很多对现在仍有很大影响的实用性书籍。

» 吃茶养生记
きっさようじょうき

日本临济宗的鼻祖荣西根据在宋所学知识，写成一本对茶和桑的功效进行解释的书籍。在序中开门见山地指出：茶是养生的灵丹妙药，饮茶者可以保障身体健康。

上卷的理论是从五脏调和的生理角度展开的。他指出肝脏喜酸味、肺脏喜辣味、脾脏喜甜味、肾脏喜咸味、心脏喜苦味，要保持身体的健康，五脏的调和是非常必要的。

在下卷中叙述了宋流行的疾病，及应用桑治疗此病的方法。比如建议饮水病（糖尿病）患者服用桑粥；建议卒中时，用掺入桑叶的热水清洗自己的身体；脚癣要忌饱食，服用桑粥和桑汤。

茶成为日常的饮品，荣西有很大的功劳。现在不仅证明了咖啡因、单宁酸、维生素C的效用，儿茶素的功效也得到了证实。茶为健康饮品，桑的降血糖功效也得到了人们的重视，从现代人的眼光来看，此书的价值仍然很高。

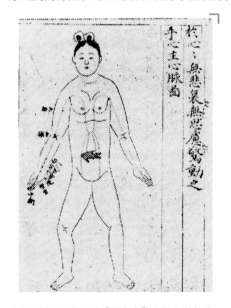

浅显易懂的医学百科《医心方》中的产科部分。

» 医心方
いしんほう

此书为平安时代中国医学书的集大成之作。编者丹波康赖（912—995年）从家谱来看，是日本的归化人安智王的后裔，被赐姓丹波，累迁针博士、左卫门佐。本书是宫廷医学的秘典，奠定了丹波氏长达900年间作为宫廷医师不可动摇的历史地位。

康赖几乎浏览了所有的中国医书，引用了大约200种文献，内容涉及药物、养生、房中（性医学）等各个方面，省略了阴阳五行说和脉论等思辨的部分，比起理论来更加注重实用性是其特征。

《医心方》备受好评是因为它无与伦比的编辑能力。它以日本的生活环境为标准进行取舍，是一部价值很高通俗易懂的医学百科全书。

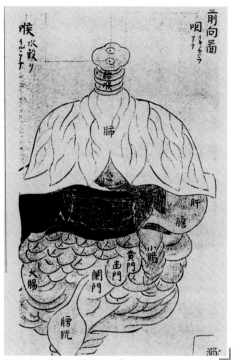

前向图

咽

喉

水榖

肺

稻颔

肝

膽

小腸

黄門

幽門

大腸

闌門

膀胱

渊

强调医学伦理的《顿医抄》中的解剖图。

》 顿医抄
とんいしょう

　　这是镰仓时代的僧医梶原性全（1263~1337年）编写的医书。当时没有医师资格考试，大部分医生不具备解读中国医书的素养。性全从许多文献中摘选出疾病和症状、疗法，用浅显易懂的语言在此书中加以解说。他告诫医生不能因患者的贫富贵贱而实施不同的治疗，抓住患者的弱点来牟取暴利。

　　此外，性全还著有《万安方》（全62卷1322~1327年），这是一本旨在向其儿子冬景传授医术而编撰的医书。该书是在深夜昏黄灯光下写成的，融入了浓浓的父爱之情，也有人将这两本书合称为"日本中世纪最大的医学全书"。

》 福田方
ふくでんぼう

　　此书是代表日本南北朝时期的医书，是禅

僧友邻（有的称为"有林"，生卒年不详）用夹杂假名的方法编著的医学全书，其主旨接近于《顿医抄》。

　　这是一本医生的指导书，对那些读不懂中国医学书籍的医师有很大的指导作用。此书引用了从汉到明的约160部文献，还加入了许多作者独自的见解。记述了多种病症的原因、症状、脉、诊断、相似症状鉴别等内容，此外还涉及了病后的状况，不同于以前的医书。值得注意的是，开头的诸药炮灸论，强调在配药时，辨别药品真伪的重要性。

》 养生训（全8卷）1713年
ようじょうくん

　　为著名医师贝原益轩所著。贝原益轩到了晚年还非常勤奋，其代表性的著作都是在70岁之后完成的。《五伦训》、《君子训》（74岁）、《菜谱》（75岁）、《五常训》、《家道训》（82岁），此外《养生训》是84岁时的著作。

　　一句话来概括《养生训》，这本书是益轩医学思想的总括，也是益轩的人生论。贯穿这本书的思想是天地的元气乃人生存之本，因此要防止生之源泉、命之根本的"气"的损耗，必须谋求"气"的充足。

　　益轩几乎通过自学掌握了本草学，除了被称为《益轩十训》的一系列的著作之外，他还著有《大和本草》（全16卷）。此书从《本草纲目》中选取了772种药，再加上日本本土的药，一共收录了1362种生药，对日本独自的本草学有着不可估量的影响。

日本近代以来的民间疗法

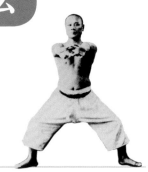

在经历了单纯重视西洋医学的近代以后，曾经受忽视的和式医疗和健康法的功效又被人们重新重视起来，作为西洋医学的对立面，实现了复兴。

I

锻炼身体

从严格的武术修行到简单的呼吸法，应用于各种日本式身体锻炼法。

» 肥田式强健术

通过"圣中心"的锻炼来保持健康的体魄

肥田式强健术是由肥田春充（旧姓川合）发明的健康术。

1882年肥田生于山梨县，自幼体弱多病。当时就是因为身体像茅草一样纤细而得了一个绰号叫"茅棒"。

18岁时立志要从根本上改造身心。于是，明治44年（1911年）肥田式强健术诞生了，不久就在全国传播开来。

肥田式强健法包括简易强健术、气合应用强健术、椅子运动术、腹宗式强健术、内脏练习法、腹压增进法、胸部扩张法、重心腰腹练习法、

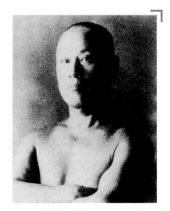

肥田式强健术的创始人肥田春充。今天仍有很多支持者。

十字架练习法、中心力拔刀术等。

不论哪种方法，最基本的原则都是紧紧围绕"圣中心"——丹田。

要拥有健康，就必须保持背肌伸展、头部直立这样正确的姿势。这时，上身的支点在腹部，下身的支点在腰部。通过"静坐不惊"来保持上身垂直，重心落于两脚中间。

这就是"圣中心——优美的姿势潜藏在重心"这句话的含义。

» 静坐法

身体调整为一条线，意念专注地静坐

静坐法是由农业改良运动家冈田虎二郎发明的。

自幼身体虚弱的冈田，于1906年突然决定离开妻子，前往加州（山梨县）的深山中进行静坐。在不依赖于医生、药物及其他健康法情况下，使自己变得健康强壮起来。

不久，在此成果的影响下，全国各地都举办了静坐会。

"静坐的姿势要崇尚自然，正如高塔在倒塌之前还保持直线垂地。因此静坐时要保持脊背垂直。"

这是静坐法的精髓。下面是静坐

的具体要求：

1. 首先，也是最基本的，如名字所述，是静坐（正坐）的姿势；

2. 这时，膝盖稍微分开，脚心牢牢重合；

3. 右手在上，两手交叉，置于腿上；

4. 腰挺直，肩放松，头直立，下巴回收，自然地合眼。

以上姿势完成后，开始调整呼吸：

1. 下丹田（下腹部）用力，从鼻子慢慢呼气，使胸口窝凹下去。

2. 用力地吸气，呼气，再吸气。这样反复几次就能够轻轻松松地集中精力，以至忘记自己的呼吸。

每个人都可按这种姿势，实现与自己身体的"对话"，自己得到的就是心灵的回应。

≫ 中村天风的养生法
将自己的心看作是所有健康得以实现的根本

中村天风的养生术是从他自己不平凡的人生经历中总结出来的。

他曾患过严重的肺结核，但他认为不能坐着等待死亡，他坚信在世界的某个地方一定有能治好他的病的方法和名医，于是他遍访世界各地见了无数的名医，但是都没有得到自己满意的答案。

正当他放弃希望准备坐船回日本时，他有了这次关乎他生命的际遇。

1911年，他失落地乘上了从马赛出发的船只，在途经亚历山大港时候，他来到当地的一个食堂，在那里遇到了一位老者，这个老者完全改变了他的人生。

"你的肺部有很严重的病吧？"老人面色平淡地说。

中村吃惊于老人可以单单靠观察脸色就能推测出自己的病。他断定老人能帮助他，于是

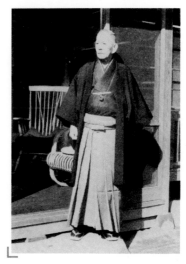

确立了身心统一法，主张彻底积极思考的中村天风。

便跟老人去了印度，然而这位老人是一位著名的瑜伽师。

中村在印度待了3年，过着艰苦的生活，但还是坚持早晚上课。不久他就有了"自己的心使身体动"的感觉，并将之付诸实践，竟然不知不觉地治好了自己的病。

他发明的健康法最基本的就是呼吸法。尤为重要的是肩膀放松、气沉丹田、肛门紧闭这三点，这些方法能提高副交感神经的功能，进而通过摄取大量的氧促进细胞的活动。

≫ 西式健康法
现在仍有很多医生支持的西式6大法则

西式健康法的创始者西胜造17岁时患上了结核。结核在当时属于疑难杂症，医生已对他下了"活不过20岁"的断言。

但是，西胜造决心靠自己改变"命运"。他潜心研究古代的健康法和治疗法，阅读了7万多册的医学书籍，尝试了300多种方法。

但每种方法都有其副作用或效果不明显，身体没有像预料中那样好转。最终，西胜造对西洋医学失去了信心，并且开始与医生的指示

背道而驰。

医生指示"多穿点"，他故意穿得很单薄，建议"不要喝水"，他反而喝很多水。但是就这样，他的病竟神奇地痊愈了。

于是自信满满的西胜造，开始进一步研究健康方法，创立了一套独立的健康法体系，并在昭和二年，在全国普及。

西式健康法由"睡平板床"、"枕硬枕"、"金鱼运动"、"毛细血管运动"、"合掌合足法"、"背腹运动"6大法组成。

硬且平坦的床铺可以缓解肌肉的紧张，轻松进入深度睡眠。枕硬枕可以防止颈椎脱臼和僵硬。

现代人们熟知的金鱼运动，具有修正脊柱的变形，调节椎骨，促进血液循环的良好功效。

毛细血管运动：仰面平躺，四肢向上伸展，并轻微地振动，这可以促进静脉血的回流，活跃淋巴的循环。

合掌合足法：仰卧在平板床上，双手在胸前合掌，膝盖向外弯曲，使脚掌相互贴合，接着像青蛙游泳似地做上下反复运动。这样可以快速调节脑脊椎神经的左右发育均衡。

然后是背腹运动：正坐后膝盖轻微向外扩张，从头部到尾椎骨保持一条直线，然后像钟摆一样左右晃动。这样可以矫正脊柱的变形，还可通过腹部的运动来促进肠的蠕动。

≫ 野口体操
身心安静来聆听自然的声音

野口体操是昭和时期从事体操教育的野口三千根据自己的身体观创造的。

虽说是体操，但并不存在事先设定好的目标和原理，为什么呢？因为"体操即占卜"——这是野口体操的基本原理。

教师时代，野口就坚信"体操是与身体的对话"，但不久她就发现这是一个很大的错误。

因此，必须维持能够迅速做出应答的清净的身体，即为了聆听身体这种自然的声音应做的正确准备——这就是野口"体操即占卜"的含义。

野口体操中是没有指南、手册之类的东西可以参考。

当然，体操的种类有好多种。但完全不存在初级、高级的等级之分，也没有一日几次、几分的限制。

反过来说，虽然只是一种体操，但即使只做数小时，也必须具备各种必要的要素。

所有的体操，都有"使整个身体运动"的特点。每一次的运动，身体都会告诉我们一个全新的答案。

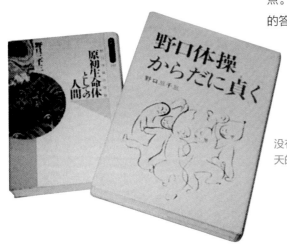

没有任何固定概念，通过体操来诉说快乐地度过每一天的野口三千的著作。

例如，要倾听"重"这种自然的声音的体操中，就会有"提、拎"的动作。

两脚分开站立，膝盖伸直，上身微向前倾，做出"提、拎"的动作即可。

值得注意的是，应完全脱离上身的力量，一切听任重力的感觉来进行。

可能的话，试着将上身稍稍抬起，然后再靠重力自然地落回原处，或试着发出声音，如果能轻松地发出声来，则表明已经达到了放松的效果。

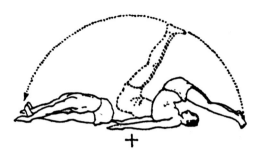

图解自强术运动之一。（摘自《自强术》）

≫ 被褉健康法
伴随着强烈的精神修养的古神道的修行

这里所说的褉是指神道中的"褉"——冷水浴。

在蒸汽浴中，冷水浴和温水浴交替进行。这样会使血液循环加快，双手甚至指尖都会变暖和，有促进新陈代谢的功效，被褉健康法也有同样的功效。但并不意味着这种健康法要在河流或瀑布中实地进行，家庭中的浴室中也可操作此方法。

例如，每天早上起床后，先准备一盆冷水，从头进行冷水浴。或者入浴后，在出浴之前用冷水冲洗。

描绘起来非常简单，但实践起来时却很痛苦，特别是在冬季。

操作这种方法要克服种种困难，也磨炼坚强的意志。

≫ 自强术
通过画圆环来谋取身体协调的31节连锁运动

以手技疗法为基础，中井房五郎于大正5年（1916年）研究出了不使用器械改造身心的健康体操。

这套体操基本上是由31个动作组成。乍一看，是非常激烈的运动，但实际上并不会消耗太多体力。

31个动作具有连续性，一个动作紧接一个动作，上一个动作为下个动作的开始作准备，31个动作完成，便描绘出一个圆环，从而达到了身体和谐。

≫ 操体法
通过简单的体操来塑造挺拔的身姿

仙台外科医生桥本敬三于昭和初期始创的操体法（操体道），是以塑造不变形体为目标的体操，对老年人和患者的医疗非常有效。

操体法认为，健康的必要条件在于呼吸、饮食、运动、精神这四个要素。如果这四者间的平衡被破坏，日常生活中身体的姿势就会变形，从而阻碍"气"、"血"、"津液"等的循环，身体状况也会变差。

因此，维护这四者间的平衡便是保持健康的重要方法。

操体法非常重视身体的变形，若是直立的身姿，自然治愈力和免疫功能就能正常工作，也不易生病。

矫正身体变形的体操，可以单独一个人做，也可以两个人一起来做。首先要活动身体，发现运动功能的异常（运动困难的角度或方向），然后朝着轻松的方向缓缓地边呼气边活动身体，来矫正身体的变形。

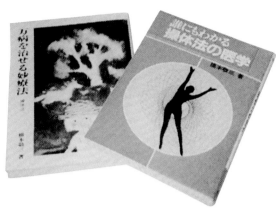

桥本敬三著的关于操体法与保持身体健康的书籍。

≫ 真向法
恢复幼儿时期柔软的身体

昭和八年（1933年），长井津研究出的真向法的基本动作是由伸展脚的内侧、外侧、前面、后面这四个部分构成。

这不是很难的动作。将脚左右分开坐下时是伸展脚的外侧的筋骨，原样向前面倒时脚后面的筋骨得到伸展，正坐时是脚的后面的筋骨伸展，原样向后倒时是脚前面的筋骨得到舒展。

脚踏实地持续练习这种方法，可以促进脚部所有筋骨的新陈代谢，有助于维持身体的健康，防止老化。

这种姿势，对成人（特别是男性）来说，是非常吃力的。但也正因为如此，真向法的目标是恢复到充满生命力的幼儿的自然的姿态和柔软的身体。但是如果有毅力坚持的话，任何一个人必定都可以实现。这是因为每个人在幼儿时期都完成过这种练习。

≫ 藤田式气息调和法
人的元气之本在于丹田

1867年（明治元年）出生于新泻县的藤田灵齐研究出通过呼吸来改善身心的方法。

被称为丹田呼吸法的藤田式呼吸法，是通过对下腹施压，体内可以吸入多于平时的大量的氧气。这可以引起细胞的活化，其结果可以产生足以抵抗各种疾病的强壮身体。

与明治时代其他的强健家（肥田春充、冈田虎二郎等）一样，藤田也因患有慢性胃炎、神经衰弱、偏瘫等疾病而感到苦恼。因此他接触到了白隐的《夜船闲话》，藤田以此为契机，发明了调和气息的几种方法，终于战胜了疾病，并努力将其普及，直到昭和32年去世。

白隐是"元气之本在于丹田"的提倡者，而将此思想付诸实践并加以传播的是藤田。

直到现在，他发明的呼吸法，还在一些医院被应用于实践中，而且有明显的效果。

≫ 二木式腹式呼吸法
以"鼓起肚子"为核心的肉体创造

明治末期，在富国强兵风潮的影响下，产生了各种各样的体力强化法。

其中具有代表性的有肥田式强健术、冈田式静坐法，以及藤田式气息调和法等，二木式腹式呼吸法也类属于它的范围之内。

二木式腹式呼吸法是当时任东京帝国大学教授的二木谦三创造的健身法，其中引用了许多的医学知识，这也是区别于其他健身法的特征。

但是，所有健身法的都有共通点，就是"重视腹部"。

将重心置于腹部，将气集中于小腹的丹田处，就可以调和身心，结果使肚子膨胀。

实际上，这种方法是明治以前的人们共通的理想的身体观。

除呼吸法之外，二木谦三还发明了以钾为基础的健康法。从此意义来说，他可以称得上是多角度探索健康法的人物。

» 野口整体
诱发活元运动，提高身体的治愈力

昭和初期，野口晴哉发明了野口整体这套健身方法，这套健身法的特征之一就是"活元运动"。

所谓"活元运动"是靠自身的力量来治愈自己的身体，但并不是医学上所说的自然治愈力。例如：为了不使眼睛中进入垃圾，会无意识地眨眼睛；为了使鼻子中的异物出来，会打喷嚏等这些日常的事情。上吐下泻这种保护自己身体的活动都属于此范围。

为了不让眼中落入杂物，不停地眨眼睛；打喷嚏打出进入鼻孔的异物等都属于"活元运动"。现代生活中，这种活元运动不断钝化，因此，有必要诱导它，使它重新活跃起来。

首先要正坐，然后用两手轻轻按住胸口窝，脊背弯曲，吐气，或者以正坐的姿势上身左右扭动。

最重要的是要放松。使身体能够随心所欲自然地活动，如果能做到这一点，之后仅通过活元运动即可保持身体的健康。

» 川合式无病长生法
从神仙处得到的秘制的胎息术

明治的社会教育家，精通神道、儒教、佛教的学者川合清丸，还有与这些相反的一面，他还具有当时的古神道家、与宫地水位和宫地严夫并列的秘教神道组织者之一的身份。而且，这里所说的川合式无病生长法就是秘教内部创造的。

据说此法是以秘教的胎息术（呼吸法）为中心，且按从传说中的神仙——山中照道大寿真传给被称为"明治仙人"的河野至道寿真再到川合清丸的顺序相传的。从其起源及传播来看，可以说是与通常人们所熟知的健康法是有着本质上的区别。

传说河野至道真将此方法传授给川合清丸后，在暴风雪交夹的葛木山中的河中，不知从何方出现的照道大寿真以"不遵守仙家的禁戒，将秘制的胎息术擅自外泄"为名，处以50日闭门思过的惩罚。从这则故事中，也可以窥探出其与众不同的性质。

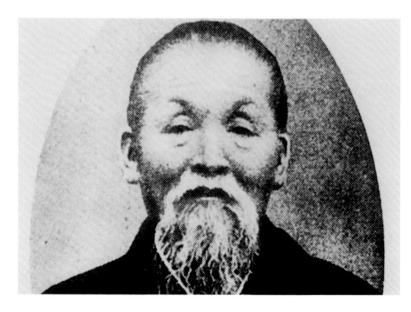

将由神仙道而来的秘制的健康法传播于世的川合清丸。（照片出自八幡书店）

施术

人的身体是个完整的小宇宙！所谓施术，就是与这个小宇宙对话！

≫ 调理身体

立足根本、针对人身体的东洋宇宙观

西洋医学将身体划分到各个细小的部位，当身体状况变坏时，通过对出现问题的某个部位进行"修理"来使身体恢复健康。相反，东洋医学是将身体作为一个完整的宇宙，从其整体来观察健康状况。

二者对于疾病处理方法的不同是很明显的。

例如，对于患者"感觉到身体不适"的倾诉，西洋医学会对想到的部位进行检查，只要没有显示明显可以表明病状的数值（即只要没有"出故障"），就不给予治疗。

但是，在东洋医学中，即使各个部位的功能没有下降，只要整体的平衡被破坏，就认为有必要进行治疗。

调理身体的思想基础，也与上述相同。如果将身体看作一个高度有机体的集合，那么重要的是看是否保持了整体的平衡。即使个体的功能十分健全，如果失去了整体的平衡，也会处于不佳的状况。

但是长期的生活习惯和行为习惯、环境等内在因素的影响，也有压力等外在因素的影响，会打破身体的平衡，使身体发生变形扭曲。

调理身体，就是对这种歪曲了的身体的"检修"。

那么身体本来应该是什么状态的呢？只要向自己的身体提问，然后采取身体所期望的行动，就可以通过身体本来具有的自然治愈力使身体恢复到原本的状态。其最佳的状态就是调理身体的目的。

从这个意义来说，调理身体就是转换对身体的认识，做到从新的视角来观察。

≫ 指压

与这个以阴阳、虚实为背景的身体宇宙的对话

日本古代就有用手指或手掌作用于对方身体的治疗法，被称作"按"。大正初期，在此基础上融入了导引（屈伸术）和柔道的方法（治疗法）等，形成了指压这种方法。

那么，指压和按摩有什么区别呢？当然，并不是"指压是用指尖，而按摩是用手掌"如此简单。指压并不代表只用指尖"按"，有时手掌、肘、膝盖，全身都会在指压中用到。

那么，指压和按摩这两者的根本区别是什么呢？

指压时，是通过以下两个原则来观察人的身体状态的。

即阴阳和虚实。

所谓阴阳，是道教中所指的万物的根本，是两个完全相对立的极端。

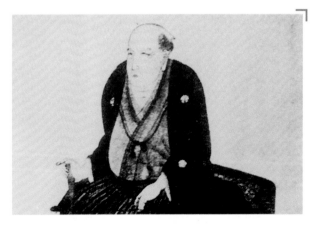

手掌疗法的创始人黑住宗忠的肖像画。之后，有许多新的宗教模仿这种治疗法。

任何事物都由阴阳组成，一方强大后随之另一方就会变弱，这是基本原理。

所谓"虚实"，重要的是不足和过量。可以解释为"虚"是指无力的虚弱状态，"实"是指力过度集中的状态。

即使是人体内部，这种阴阳、虚实也是经常流动的。如果这种平衡被打破，人就会生病。指压从对人身体状况的观察开始，与西洋式的按摩不同。

这样选定治疗方法和治疗部位之后，接下来就是实际用手掌或指尖接触身体。

此时，施术者必须格外注意的是"压"的"过量"和"不足"的调整。通过施术者与患者间的交流来感觉力量的"合适度"。

也就是说，不是简单地推压就可以了，在实际操作中，"拉"也是很重要的。推压身体，然后感受其应答，这样才能做出适当的刺激。而且，把手放在对被诱发出反应的部位，会引起身体内部的连锁反应。

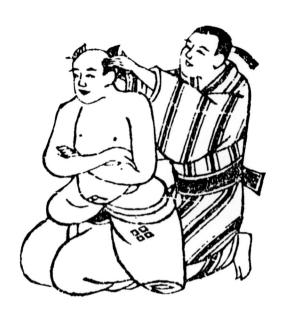

江户时代的按摩。被认为是给身体注入活力的重要的治疗法。（选自《人伦训蒙图汇》）

≫ 按 摩
通过挤压、揉压来去除身体的痛苦

所谓"按摩"，就是一种用手揉捏身体，消解肌肉的硬度，促进血液循环的治疗法。它在中国作为一种治疗方法而不断发展，在日本古代也有所传播。

按摩和指压是有区别的。按摩的范围是复合型的，而指压的部位是以点来进行的，然后分别对选定的位置施加压力。

按摩源于中国，在日本也有一定的发展。但其来源是从用手紧贴并抚摸痛处这种人类无意识的、本能的行为开始的。

进一步来说，当苦于病痛的人站在你面前时，任何一个人都会不由自主地触摸对方的身体，抚摸其痛处，想要减轻其痛苦。按摩就是以这种"护理"的思想为基础形成的。

按摩是任何人在任何地方都可以轻易进行的、充满爱意的民间疗法的代表。

≫ 吸玉疗法
促进血液循环的简单易行的民间疗法

大正到昭和时代的吸玉疗法以"家庭操作疗法"而著名，在中国被称为"拔罐"。具体操作方法如下：将一个罐状物的内侧涂上酒精（只要是可燃物，纸也可以），点着后马上扣到皮肤上，这时，火将内部的氧气燃烧掉，器皿中成真空状态。这时，皮肤被强大的力量吸引，可有利用于淤血、肩酸、血液循环不畅、体质不良等。

吸玉疗法，有时也作为针灸的辅助工具来使用，但是，这种情况下，在扣器皿之前要用针刺毛细血管，挤出少量的血。在日本，以针灸的理论为基础，不需放血的吸玉法备受人们欢迎。

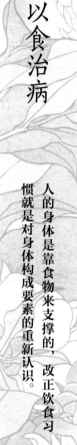

以食治病

人的身体是靠食物来支撑的，改正饮食习惯就是对身体构成要素的重新认识。

≫ 长寿饮食法
以阴阳五行说的原理为背景追求最"天然"的饮食生活

人即生命，而且人食用的食物也属于地球上的生命。既然如此，食物也必须以自然的状态且健康地被人体所摄取吸收，这样才能真正保持人体的健康。

最重要的是食物本身必须健康。含有农药的蔬菜，在污染的空气和水中培育的家禽和鱼，都是不健康的。而且，含有食品添加剂的加工食品也不在讨论范围之内。

当然，得到了真正天然的食物后，接下来是应该怎样按照自然的原理摄取这个问题。昭和初期，樱泽如一传播的长寿疗法可以称得上是这种天然食物运动的代表。

其基础是基于《易经》的阴阳原理，人类的健康就是达到阴性和阳性的平衡状态。这只有通过正确的饮食才能实现。

为此，正确的食物选择（各种食物都可以分为阴性、阳性），合理的搭配、烹饪，正确的吃法（因此"长寿饮食法"又称为"正食法"）都是很必要的。

具体来说，就是"禁食动物性食品"，"本土生产的季节性的传统食物，不加糖而用盐和植物油加以调理，以其天然的状态来食用（米以糙米的状态、鱼以从头到尾都完整的状态、蔬菜不去皮）"。

≫ 芦荟健康法
从治疗烧伤到十二指肠溃疡有广泛的功效

芦荟是百合科芦荟属的多年生植物的总称。原产地为非洲，在日本的插花店也很容易看到。

多肉质的草本植物，叶子部分从很早以前就在民间疗法中被应用。

芦荟的主要的成分是坝巴甙（芦荟素）及芦荟大黄素，这些可以用作芳草健胃剂和泻药。有黏性的黏液，也可治疗跌打损伤和烧伤。

一般流传的芦荟功效是可以预防痉挛性便秘、胃虚、胃溃疡、十二指肠溃疡、哮喘和流感、高血压、糖尿病、神经痛等。

口服时用食物搅拌器打碎，加入烧酒里制成药酒，或多用于菜肴中。烧伤时，可将叶子原样贴于患处。

由于芦荟有很强的利泄作用，肠胃虚弱、怀孕的人应慎用。

≫ 咸梅干健康法
民间古代开始流传的理想的健康食品

对日本人来说最熟悉的健康食品是咸梅干。直到现在，仍有人保留着在炎热的夏季，每日吃一颗咸梅干的习惯。虽然梅干有很浓烈的酸味，但

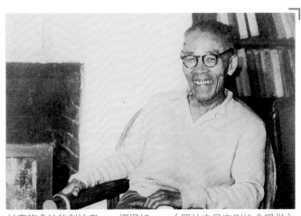

长寿饮食法的创始者——樱泽如一。（照片由日本CI协会提供）

实际上它是碱性食品，具有这种独特特征的梅干可以防止因疲劳而引起的体液酸性化，有助于在日常生活中喜欢酸性食物的人保持体内酸碱的平衡。

而且，梅子本身含有的柠檬酸与钙结合可促进体内的能量代谢，此外还有与肌肉疲劳而储存的乳酸发生代谢作用，使细胞活性化的作用。再者，苦味酸可以促进肝脏内毒素的分解，儿茶酸可以防止肠内有害细菌的繁殖。

以上所述，可看出它是一种可以有效恢复夏季疲劳的食品。

当然，其他季节也有此功效，除此之外，还可以增进食欲，增强精力，防止便秘、腹泻、减轻压力，而且几乎没有副作用。不愧为理想的健康食品。

≫ 枇杷叶疗法
从感冒到眼病——以多样的药效为荣

枇杷原产地为中国，古代时传入日本，其果实不仅可以食用，还可用浸泡的方法制成缓解疲劳和增进食欲的药酒。

枇杷叶的药用功效也是不可忽视的，可以将枇杷的叶子晒干后煎熬或灸（温热刺激）制成枇杷叶汤。早在江户时代，这种汤就可见于大阪和江户的大街小巷了。枇杷的叶子和种子中含有苦杏仁甙，因此有镇咳化痰的功效，也可以减轻感冒的多种症状。

将枇杷的叶子煎煮后服用或用脱脂棉蘸煎煮后的汁液敷于患处可治疗由化妆品、洗涤剂、药品、害虫、生漆等外界物质刺激引起的皮炎。

此外，用于普通的眼病也有很好的疗效。取少量的枇杷叶子，煮沸过滤后的汁液可用作洗眼液，可治疗眼睛炎症，消除

视疲劳。

≫ 蕺菜健康法
无论是引用还是敷都有很好功效的万能药

蕺菜是一种在任何一户农家都可以看到的非常普遍的野草。但是正如其别名"十药"所示，从古代开始就因有各种药效而闻名。

将生叶用火烤，待其变软后贴于患处，可治疗肿胀、湿疹；取少量生叶，放入盐，将浸出的汁液涂于患处，可治疗寄生性皮肤病，此外还有很多方法。

被虫咬后，只需将生叶搓揉至软，敷于患处，疼痛感和瘙痒感就会消失。这也有助于野外的应急处理。

一般的健康法是使摘取的叶子干燥后，用药罐等煎熬，可以当作茶来饮用。

叶子中含有的槲皮甙和花穗中含有的异槲皮甙有强化毛细血管，恢复弹性的功效。也可防止高血压和血管老化带来的衰弱。

另外，蕺菜对治疗痔疮、鼻炎、慢性鼻窦炎、便秘、膀胱炎等有很好的疗效。

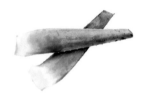

芦荟：
在任意一个花店都很容易看到，但药用价值很高。

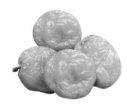

咸梅干：
在日本各地作为各种民间良药而被人们所熟知。

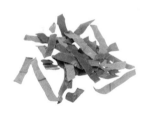

枇杷：
叶子和果实的药效均被认可。

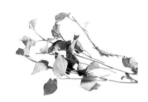

蕺菜：
别名"十药"，有多种药效。

编者注：蕺菜在中国多被称为鱼腥草。

≫ 大蒜健康法

最近几年，日本人的大蒜消费量飞速增加。当然，大蒜从古代就作为强精剂传入了日本，但是由于其特殊的味道，一直没有进入到日本人的日常生活当中。

在汉方中，大蒜除了作为强精剂外，还可治疗感冒、肠胃病、失眠，预防结核，甚者还可以预防癌症。而且，大蒜对糖尿病、便秘、神经痛、防暑、防寒都是有益的。

能使大蒜具有多方面功效的有效成分主要是蒜素。它最初是研究者从艾力辛（存在于大蒜中的一种活性成分）中提取的一种精油，有很强的抵抗伤寒菌、淋菌、结核菌、白喉菌等的能力。

蒜素是由大蒜中的艾力辛经酶作用生成的，有利于B族维生素的合成。

但是，过量食用大蒜会引发中毒，而且，由于其营养成分少，作为一种樟脑制剂来加以利用是最好的方法了。

以食治病

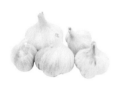

大蒜：
具有独特的刺激性味道，药效非常高。

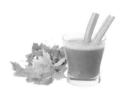

青汁：
用富含营养素的绿色蔬菜榨成。

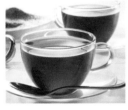

路易波士茶：
原产于南非的路易波士茶健康法，在日本被广泛接受。

≫ 青汁健康法

当然青汁（圆白菜的原种羽衣甘蓝或绿色蔬菜榨出的汁液）不能称为药。但它可以补充维持健康所需的维生素、矿物质营养素。

理论上，每日摄取作为碱性食品的青汁，可以净化血液，促进血液循环及身体的新陈代谢。从而缓解疲劳，活化身体内部的生命力。

据说在太平洋战争中，某个医生长期饮用蔬菜的榨汁，减轻了困扰多年的不良身体状况。

不久，在粮食缺乏时，青汁被广泛普及。其中也有结核或癌症等治愈的现象。

当然，现代与粮食缺乏的时代不同。但也正因为是饱食的年代，出现了绿色蔬菜的维生素和矿物质营养素摄取不足的现象。从这方面来看，饮用青汁成为一种时尚也是可以理解的。

≫ 路易波士茶健康法

路易波士茶是原产于南非的茶。现在，在欧洲许多地方作为"长生不老之茶"广为人们熟知。但是，将其作为一种健康法，即日本的路易波士茶健康法加以确立的是植松规浩。

路易波士茶中含有大量的镁、钙、钠、钾等矿物营养素，锌等营养成分及类黄酮成分。

它有抑制脂肪氧化的作用，还有祛除引起癌变的活性氧的作用。

据实际饮用过路易波士茶的人称，最初发生的变化是"可以熟睡了"。这是因为路易波士茶中不含咖啡因，且含有能使人精神安定的物质。

此外，路易波士茶还有除口臭的作用，用作牙粉也有同样的功效。

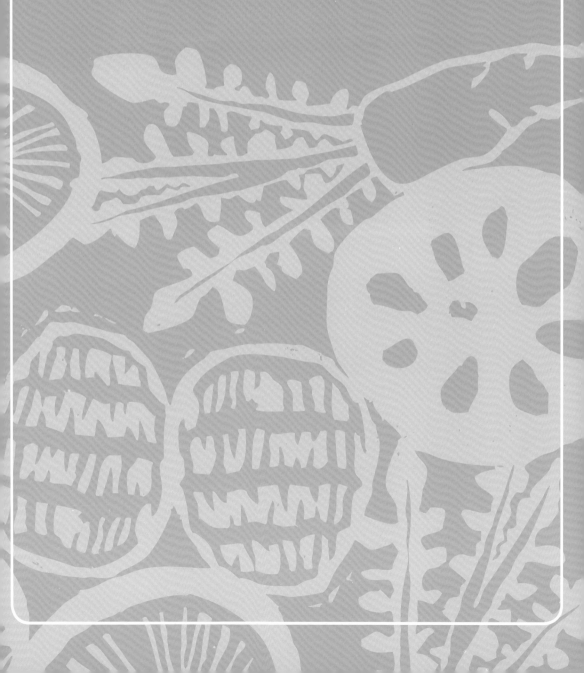

第一章

预防身体慢性疾病

胃溃疡、十二指肠溃疡

胃溃疡、十二指肠溃疡通常合称为消化道溃疡

胃溃疡、十二指肠溃疡发生的原因除了胃酸和胃蛋白酶自身消化作用不良，还可以由幽门螺杆菌感染、服用非甾体消炎药、情绪波动、过度劳累、饮食失调、吸烟、酗酒等因素引起。如果损害仅停留在黏膜表层，则会导致糜烂；如果损害深入到黏膜下层，我们就称其为溃疡。饭后30分钟左右出现疼痛症状多属于胃溃疡，而空腹时或者夜间出现疼痛症状多为十二指肠溃疡。通常疼痛出现在心窝处；如果溃疡继续恶化，疼痛还会波及后背和肩膀，而这种疼痛远远超过心窝处的剧痛。

人体的胃部很容易受到精神压力的影响。胃溃疡、十二指肠溃疡在很大程度上是由于精神压力引起的，除此以外，过度劳累、暴饮暴食也会在一定程度上导致溃疡的发生。

🩺 防治要点

预防此二病，宜选用对胃黏膜和十二指肠黏膜没有刺激的食物。土豆、黑豆和紫苏等具有修复受损黏膜、强化黏膜的功效。

主治植物

紫苏

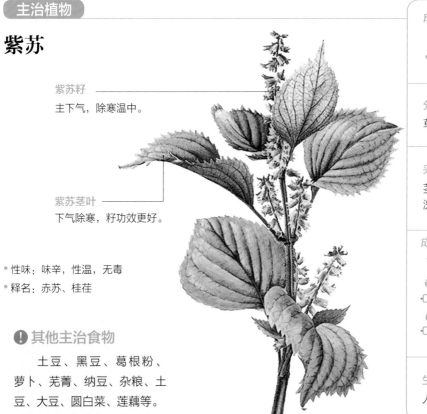

紫苏籽
主下气，除寒温中。

紫苏茎叶
下气除寒，籽功效更好。

- 性味：味辛，性温，无毒
- 释名：赤苏、桂荏

❶ 其他主治食物

土豆、黑豆、葛根粉、萝卜、芜菁、纳豆、杂粮、土豆、大豆、圆白菜、莲藕等。

成品图

分类：
草部/芳草类

采收加工：
茎叶用来入药，洗净，晒干。

成熟期：
11月~次年6月

⑪⑫①②③④
⑤⑥ 7 8 9 10

生长环境：
人工栽培

基本食物疗法

尽可能避免刺激已受损的黏膜，很重要的一点就是不要在饮食上给胃和十二指肠增加额外的负担。比如糙米要烹饪松软，糙米汤也一定要咀嚼到粘稠状再吞咽。葛根粉糖糕也是一种既能补给营养又不会给胃部增加负担的食品。含有大量酶的萝卜、芜菁、山药、纳豆也有很好的助消化作用。饭后，身体朝右侧睡更能促进胃部排空。

吃饭时如果有疼痛感，建议用粗粮汤送服饭食。为避免刺激到受损的黏膜，在日常饮食中要尽可能避免以下食物的摄取：可能含有食品添加剂或是有农药残留的食品，存放时间过长的鱼贝干货，油炸点心一类含有酸化脂肪的食物，砂糖、酒、烟、咖啡、香辛料，过冷或过热的食物。

● 杂粮汤

营养吸收均衡、有助消化的食物。吃饭疼痛时以此来替代主食。

制作方法(一日用量)：

① 糙米100克、小麦50克、黑芝麻1小匙，分别炒熟。

② 把①中原料倒入研钵中，研成细粉末。

③ 加入少许盐，再加入250毫升的热水，调匀即可。

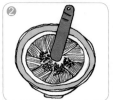
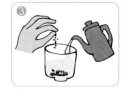

日本民间疗法

▶ 蒲公英汁　消炎作用

蒲公英具有消炎作用，能缓解由胃溃疡、胃炎引起的疼痛，在保证胃部正常工作方面效果显著。蒲公英的药用部位为干燥的全草，在中药店里可以买到。

【制作方法(一日用量)】

干燥的蒲公英 10 ～ 15 克，加入 600 毫升的水文火煎熬，直至剩下一半量为止。

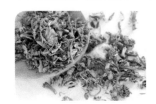

🌿 蒲公英全草有很好的消炎作用。

▶ 榨莲藕汁　止血作用

莲藕中含有具有止血功效的单宁酸，可用于缓解由溃疡引起的出血现象。同时还有很好的消炎作用，对胃溃疡和十二指肠溃疡也有不错的功效。

【制作方法(一日用量)】

选取生莲藕的藕节部分，用擦菜板擦碎，用布包住挤汁，每日 1 盅。

▶ 湿敷疗法

保证血流顺畅，改善溃疡症状

首先要保持胃部温暖，用芋头或生姜湿敷于胃部。先用生姜湿敷再用芋头湿敷的话效果更好。

▶ 生食结球甘蓝 抗溃疡

结球甘蓝中含有丰富的抗溃疡的维生素U。维生素U受热后效果减弱，所以建议直接生食或用榨汁机榨汁后饮用。

▶ 决明子+尼泊尔老鹳草

长期坚持可治溃疡

将干燥的决明子与尼泊尔老鹳草混合煎服，对治疗胃溃疡、十二指肠溃疡有很好的效果。因此自古以来，一直搭配着治疗。平时可用来代替茶水，长期饮用一定会有明显效果。

【制作方法(一日用量)】

干燥的决明子和尼泊尔老鹳草各 20 克，加入约 600 毫升的水，文火煎熬，熬至剩余大约 2/3 的量即可。

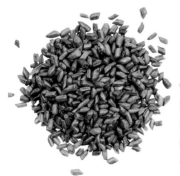

📖 决明子，也叫草决明、羊明、羊角等，一年生草本植物决明或小决明的干燥成熟种子。

▶ 黑豆紫苏汁 修复黏膜

黑豆和紫苏能够修复受损黏膜，在抗溃疡方面有很不错的疗效。紫苏还可以在一定程度上促进胃部更好地蠕动。黑豆和紫苏自古以来多混合熬汁服用。

【制作方法(一日用量)】

黑豆 20 克、干燥紫苏叶 5 克，混合后加入 600 毫升水，放在火上熬至剩下 2/3 的量为止。然后分 3 次服用。

▶ 土豆汁 强化黏膜+治溃疡

土豆有强化黏膜的功效。土豆汁，可用于缓和胃溃疡、十二指肠溃疡、胃炎、痢疾等疾病的症状。

每日3次，空腹饮用。土豆汁接触到空气时会发生氧化，所以不要一次做太多，建议每次食用时重新制作。

【制作方法(一日用量)】

❶土豆1个，清洗干净并去除发芽的部分，然后用擦菜板连皮擦碎。

❷用布包住擦碎的土豆用力挤出汁，每一次饮用 1/2 杯。

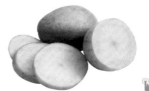

🌱 土豆

▶ 焙烤土豆 有效缓解疼痛症状

只要每天坚持食用就可以轻松缓解疼痛症状，每次1茶匙。

【制作方法】

❶土豆10个，用水洗净去芽，然后用擦菜板连皮擦碎。

❷用纱布将擦碎的土豆包好，再榨汁。

❸加入小麦粉，盖上锅盖用文火熬煮。1小时 以后从火上取下，晾至完全干透。

❹研成细粉，倒研钵中。保存过程中避免受潮。

特别提示

胃溃疡、十二指肠溃疡的征兆：

主要特征是饭后或空腹或夜间胃痛、烧心、呕吐，易疲劳，严重时还伴有吐血和便血的症状。

肝脏病的分类及具体症状

肝脏位于右胸和右腹部的中间位置，重量为1000～1300克，是人体最大的脏器。肝脏在人体中发挥着巨大的作用，比如把食物中含有的营养素转化成人体可以利用的形式、贮藏营养素、分泌吸收脂肪所必需的胆汁。肝脏被称为"沉默的脏器"，即便有什么异常状况出现，人们往往也感觉不出来。因此，即使在肝脏功能下降的时候，也往往会被忽视。肝脏最重要的作用就是从身体循环的血液中识别重金属、病毒、过敏源以及化学物质等有害物质，将其分解，转化成对身体无害的物质，或者混合在胆汁中将其排出体外。肝脏是体内最大的解毒器官，所以，如果肝脏的性能出现了问题，人的身体内必然会积存大量的有害物质。

肝脏病主要有急性肝炎、慢性肝炎、肝硬化、脂肪肝等。急性肝炎多是由于病毒、药品、酒精等原因引起的，症状出现较为突然而且急剧；如果急性肝炎持续半年以上，或者肝脏长期处于水肿的情况下，那就是慢性肝炎；如果症状再进一步恶化，肝脏就会逐渐变硬，表面会变得凹凸不平，这种情况就是肝硬化；而脂肪肝则是由于肥胖或酒精摄取过量等原因引起的，属于肝脏细胞脂肪堆积的一种疾病。

➕ 防治要点

肝脏状态不佳的时候一般不会有什么先兆出现，被人们称为"沉默的脏器"。平时应适当摄取植物性蛋白质，保证肝脏周边的血液循环顺畅才是最重要的。

主治植物

葛

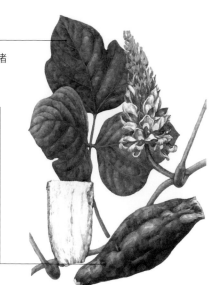

叶
主诸痹，起阴风，解诸毒。

根
主消渴，呕吐。

- 释名：鸡齐、鹿藿、黄斤
- 性味：味甘、辛，性平，无毒

❗ 其他主治食物

糙米、黑芝麻、枸杞、黄柏、大豆、绿豆等。

成品图

分类：
草部/蔓草类

采收加工：
葛根晒干切片，其叶也可以入药。

成熟期：8～10月

1	2	3	4	5	6

7	8	9	10	11	12

生长环境：
自然环境

糙米中含有的环己六醇和小麦一样多，环己六醇能够帮助排出肝脏中堆积的脂肪，提高肝功能。因此，患有此类疾病的人平时在主食的选择上可以选取糙米，偶尔也可食用对肝脏有益的黑芝麻和枸杞子熬成的粥。蚬类也是对肝脏很有好处的食材。平时可加在酱汤里加入蚬类或蚬精粉。

肝脏具有解毒的作用，而有些食物能够在一定程度上促进该作用的发挥，比如：萝卜、洋葱、海萝、芝麻油等。葛根粉在促进肝功能恢复上也有很不错的效果。

肝脏具有很强的再生功能，即便它在手术中被切除了80%左右，也能很好地复原。这种再生能力的发挥所必需的就是蛋白质。这里所说的蛋白质并不是指肉类、鸡蛋、牛奶等食物里面所含有的动物性蛋白质，这类蛋白质由于难以代谢，所以会在一定程度上增加肝脏的负担。而食用豆腐、纳豆等大豆制品，或是具有解毒作用的绿豆等食物就可以获得丰富的植物性蛋白。

另外，防止有害物质进入体内，以免给肝脏增加负担也是非常重要的。因此，在选择食材的时候要尽可能选用没有施过农药的绿色产品。大家都知道酒精对肝脏的影响有多大，咖啡因和酒精一样，摄取过多的话，就需要很多的能量来帮助肝脏解毒。因此，平时饮用咖啡、红茶、绿茶等含有咖啡因、氨茶碱的饮品时要适量，可多饮用梅子生姜粗茶来帮助实现血液的净化，减轻肝脏负担。

● 黑芝麻粥 排出肝脏毒素和废弃物

黑芝麻能够去除肝脏中的活性氧，帮助肝脏中的毒素和废弃物排出，其本身含有丰富的钙、铁、B族维生素，是非常好的滋养品。

制作方法(2人份)：

① 黑芝麻20克洗净，沥水后烘干，用煎锅干炒后研磨。

② 糙米1/3杯，洗净，浸泡一晚上。

③ 把②倒入砂锅中，加入2/3杯水，放入1/4匙盐，盖上锅盖后中火加热。

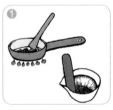
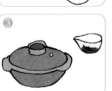
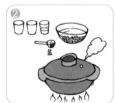

④ 等锅盖缝隙中开始冒有蒸汽时，把火开大。然后再用小火慢熬1小时。期间注意火候，小心溢锅。

⑤ 在④中倒入①，用中火加热，水开后将砂锅从火上取下来，用勺子大幅度搅拌。

● 枸杞子粥 促进肝细胞再生

枸杞子能够促进肝细胞的再生。也正是因为枸杞子粥对肝脏的作用明显，人们可以常常食用。

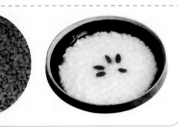

制作方法(2人份):

① 糙米（或糙米粉）1/3杯，洗净，浸泡一晚。

② 干燥的枸杞子15克研碎后倒入砂锅中，然后倒入①、1/3杯水、1/4小匙盐，盖上盖子中火加热。

③ 等锅盖缝隙中开始冒有蒸汽时，加大火候。然后再用小火慢熬1小时。期间注意火候，小心溢锅。

④ 烹饪好以后，从火上取下锅，用勺子不停搅拌。

● 葛根粉糖糕　净化血液，让肝脏得到充分休息

　　葛根粉具有净化血液的作用，能使肝脏在为血液解毒而消耗大量能量之后得到充分的休息，促进其功能的恢复。

制作方法(1人份):

① 在容器中加入3大匙的葛根粉，然后加入同样的水，放到火上熬制，使之凝固。

② 把①倒入锅中，取1杯水，边加水边搅拌，直至葛根粉完全融化。

③ 加入少许盐，中火熬制，并用勺子不断搅拌。

④ 等葛根粉变成透明状时逐渐减轻搅拌力度，直至再次凝固。

日本民间疗法

▶ 蚬肉汤　恢复肝脏功能

　　蚬类含有丰富且优质的蛋白质、维生素、矿物质营养素，具有很好的解毒、消炎、促进胆汁分泌的作用，是最适合帮助肝功能恢复的食物。食用的时候，可以制成鲜美的大酱汤，熬制成的蚬肉汤效果更佳。我们不推荐大家食用海里的蚬类，建议大家食用淡水蚬类，外壳越是略带黄色的效果越明显。

【制作方法(2日用量)】

❶蚬类1千克左右，用水浸泡一晚上，洗净里面的沙子。

❷在①中加入1.5升水，小火慢炖1小时左右。

❸只选取②的汁水，接着熬至剩下1/3左右，加入少许酱油调味。

❹倒入瓶子，放入冰箱里保存。饭前食用，2日内喝完。

▶ 醋腌梨

治疗肝脏的炎症、黄疸

　　梨能够缓解炎症，对一般炎症来说是很不错的食材。肝脏出现炎症后容易引起黄疸，这时食用醋腌梨会有很好的治疗效果。

【制作方法(4~5天量)】

❶梨去皮，切成4瓣，去核之后切成薄片。

❷将①放入广口瓶中，加醋，将梨全部没住。

❸腌制一晚，然后按照1日3次，1次约20克的量食用。梨是寒性食物，所以患有寒证的人和产前、产后的人不宜食用。

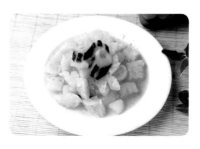

醋腌梨

▶ 蒲公英咖啡、蒲公英茶

说起对肝脏有好处的草药，就不得不提起蒲公英了。该草药具有消炎、解毒的作用，能促进胆汁的分泌。建议经常饮用蒲公英咖啡、蒲公英茶，慢性肝脏疾病患者食用蒲公英煮后的提取物很有疗效。蒲公英全草一般被称作蒲公英生药，在中药店里也有售。

【蒲公英咖啡的制作方法】
❶选取西洋蒲公英（即药用蒲公英）的根，用水洗净，切成细丝，阴干后保持其干燥。
❷用煎锅干炒①，然后用研磨器磨成粉。
❸1升水中加入②的粉末，然后加热至水沸腾，之后改用小火慢慢熬至比较容易喝的浓度。

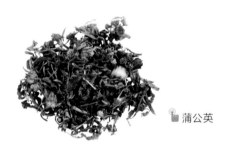
👉蒲公英

【蒲公英茶的制作方法】
❶取蒲公英的根，水洗后放在太阳下干燥。
❷选取10～15克用切菜刀切碎，加入600毫升的水，文火熬至剩下一半的量为止。
❸步骤②的结果就是一日的用量，分2～3次空腹喝下。

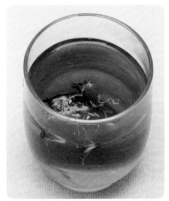
👉蒲公英茶

▶ 黄柏浓缩液 抑制炎症、祛除肝热

中药的"黄连解毒汤"、御岳山的"百草"、高野山的"陀罗尼助"等的主要成分都是黄柏。黄柏的消炎作用已为大家所熟知，但它在去除肝热上也有非常显著的作用。黄柏在一般的中药店里都可以买到。

【黄柏浓缩液的制作方法】
❶水1升，在其中加入黄柏一片（2厘米×5厘米左右），放置一晚。
❷①作为1日量，分3次喝完。除可饮用之外，用脱脂棉蘸取浓缩液，涂在肝脏周围外的皮肤上也是很好的办法。

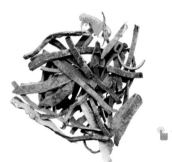
👉黄柏

● 肝脏的外部护理

湿敷、拍打肝脏

肝脏肿胀、疼痛的时候可用生姜湿敷，再用芋头湿敷。如果能在芋头湿布上面再敷上一层温的芋头湿布的话，效果会更加显著。祛除炎症，琵琶叶疗法也是不错的选择。要保证肝脏内和进出肝脏的血液循环顺畅，可以试试拍打肝脏的方法。

具体做法是在肝脏的部位，从身体前后拍打，轻重根据自己的承受程度来定。不断拍打刺激的过程中，血液会很好地循环。除此之外，一般情况下，饭后血液会集中在肝脏，这也会导致血液循环的不畅。这时如果躺下，就能增加肝脏的血流量，所以如果可能的话，建议饭后躺下，稍作休息。

肾脏的不适症状一般有两种

肾脏位于人体腰部，脊柱左右两侧各有一个。对一个成人而言，大约是12厘米×5厘米大小蚕豆形的脏器。在人体中，肾脏的作用是过滤血液中的不纯物或废弃物，最后形成尿液。对于体内吸收不了的残存物，会在大肠内形成粪便并排出体外，而最初被人体吸收，经过多种化学反应最后剩下的废物，则主要是由肾脏将它们过滤出来，然后转化成尿液排出体外。由大动脉流入肾脏的血液，首先会到达被称作"肾小球"的毛细血管团中，在那里被除去所携带的蛋白质后接着流向下一个地方。每天经过2次肾小球的血液，大约有金属大圆桶那么多。血液在流经肾小球之后，会经过一段较为细的管道，流过的同时会将身体所需的成分和大部分水分留在体内，而不需要的成分和剩余的水分将会被排出体外。尿液经输尿管聚集在膀胱，然后经由尿道排出。

肾脏出现不适症状，一般有两种情况：一是"硬化"引起的不适，另一种是"松弛"引起的不适。症状不同相对应的治疗方法也不同。由硬化引起的肾脏不适，主要是因为动物性的食品摄取过多引起的，这种动物性的食品还有"抑制"细胞再生的作用，使肾小球损伤、变硬，从而容易造成堵塞。

相反，"松弛"引起的不适主要是精制粮食、砂糖、水果、饮料等摄取过多造成的。由此，肾脏的舒缓作用就会有所增加，体内水分的流动就不如先前，容易引起寒证（包括怕冷、手脚凉、腰脊怕凉等）或水肿。（这里理解为中医的肾阳虚。）

主治植物

接骨木

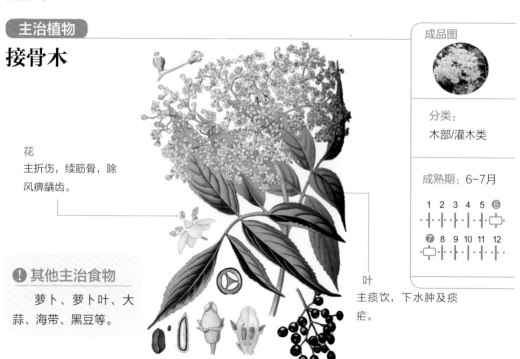

成品图

分类：
木部/灌木类

成熟期：6~7月

1 2 3 4 5 ⑥
⑦ 8 9 10 11 12

花
主折伤，续筋骨，除风痹龋齿。

⚠ 其他主治食物
萝卜、萝卜叶、大蒜、海带、黑豆等。

叶
主痰饮，下水肿及痰疟。

赤豆、薏米在治疗肾脏不适方面很有效果。肾脏不适的症状细分来看，有"硬化"引起的不适以及"松弛"引起的不适，可根据具体情况对症下药。

🥄 基本食物疗法

在传统的食疗养生中，经常会使用赤豆来调和肾脏不适。如果伴有排尿困难、水肿不适等症状的时候，可以尝试食用一些具有利尿作用的南瓜，比如加入赤豆的赤豆南瓜饭。

如果有尿频症状的话，体内水分就会蓄积过多，这时可以尝试一下赤豆海带饭，以此来缓解肾脏的松弛状况。

通常而言，对肾脏比较好的食材有萝卜、萝卜叶、大蒜、牛蒡、海带、黑豆等。薏米有非常棒的"利水"作用。当体内水分过多的时候，可以帮助排出多余的水分，体内水分过少时，又可以积极储藏水分。正因为薏米可以根据实际情况调节水含量，所以它能够减轻肾脏的负担。核桃也是肾脏的补品，当肾脏不适的时候，可以食用薏米粥或核桃粥。

● 薏米粥 用利水作用调节水分

薏米具有利水作用，不管是对"硬化"还是"松弛"引起的不适都有不错的疗效。

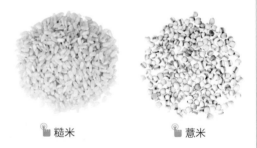

👆糙米　　　👆薏米

制作方法(2人份)：

① 糙米1/3杯洗净，浸泡一晚。薏米30克反复冲洗，直到不再有泡沫产生为止。

② 把①倒入砂锅中，加入多于糙米7～8倍的水，盐1/4小匙，而后盖上盖子中火加热。

③ 等锅盖缝隙中开始冒有蒸汽时，把火开大。然后再用小火慢熬1小时。期间不要掀起盖子，同时注意火候，小心溢锅。

④ 熬好以后，拿下锅盖用勺子反复搅拌。

● 核桃粥 不仅补肾，还能补充丰富的维生素和钙

这里向大家推荐的是以补肾效果良好的核桃为原料熬成的粥。这道粥不仅味道鲜美，而且含有丰富的蛋白质、钙、铁、胡萝卜素、维生素B$_2$，另外，维生素C和维生素E的含量也十分丰富。

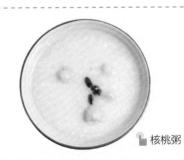

👆核桃粥

制作方法(2人份):

① 糙米1/3杯洗净，浸泡一晚。核桃仁15克，去除外面的薄皮。

② 把①倒入砂锅中，加入多于糙米7～8倍的水，盐1/4小匙，盖上盖子中火加热。

③ 等锅盖缝隙中开始冒有蒸汽时，把火开大。然后再用小火慢熬1小时。期间不要掀起盖子，同时注意火候，小心溢锅。

④ 熬好以后，取下锅，用勺子反复搅拌。

 日本民间疗法

▶ 薏米茶

对肾脏的任何不适都有效的饮品

有着"利水"作用的薏米，能够调节体内的水分，改善水肿和尿频的症状。具体做法是选取20克薏米，然后加入2升左右的水，文火熬制，直到水剩下1/2左右为止。熬好以后，一天内分几次喝完。

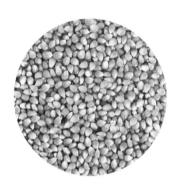

☝ 玉米

▶ 决明子+接骨木+玉米茶

慢性肾病的杀手锏

此种疗法主要适用于患有慢性肾病、排尿有困难的人。接骨木——具有很好的利尿作用的忍冬科落叶植物，通常以"接骨木"命名，各大中药店均有售。这种疗法被称作排尿困难的杀手锏，可以有效预防尿毒症。如果能坚持饮用2～3天，便可消除肾脏的水肿现象。具体方法是决明子15克、接骨木叶5克、玉米须3克、水600毫升，放在火上熬至水分只剩余2/3量时即可。一天内饮用完。

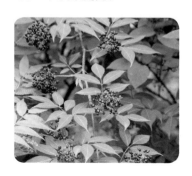

☝ 接骨木

▶ 赤豆浓汁汤 　改善肾脏功能

当出现严重水肿的时候，可选用具有利尿作用的赤豆浓汁汤。方法是选取赤豆10克、水900毫升，熬至水剩下一半时即可。饮用时要温热一下，然后分3次，一天内喝完。建议剩下的赤豆粒也一起食用。

赤豆虽然可以提高肾功能，但是因为其利尿作用非常强，所以并不适合尿频的患者。尿频的情况下，可以选取赤豆10克，用平底锅干炒以后，加入500毫升的水，熬至水剩下一半为止。沉淀之后只喝上面的清汤，要在空腹时温热后饮用。经过翻炒的赤豆就只剩下提高肾功能的作用了。另外，如果在赤豆汤中加入糖分的话，其药效就会减弱，所以不推荐大家饮用加糖的赤豆粥。

▶ 西瓜糖

适用于水肿而排尿不畅的情况

西瓜糖对因水肿而引起的排尿不畅有很好的

效果。建议每天用1大匙西瓜糖冲水，分3次喝完。如果放在冰箱里的话，可以保存一年左右，因此不妨认真地做一些保存起来，可方便日后随时取来喝。

【制作方法（简易制作）】

❶西瓜2个，从中间切开，然后用勺子掏去果肉部分。

❷用纱布或其他的布，包住果肉，榨出汁水。

❸把榨出的西瓜汁倒入锅中，文火慢熬3~4小时，等成糊状后即可。期间，如有红色沉淀物，用勺子去除。

▶ 足浴 促进肾脏血液循环

用萝卜或艾草的干叶足浴能够促进肾脏的血液循环，当肾脏出现不适的时候，一定要尝试一下。脚踝最容易变凉，通过足浴温暖脚部，可以带动下半身的血液循环，从而使肾脏的血液循环变得顺畅。

具体方法是：把具有温热效果的萝卜干叶或艾草的干叶子，或者是对肾脏有好处的笔头菜的

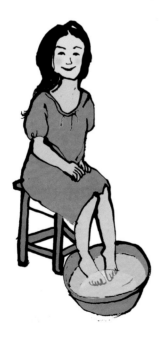

干叶（有毒植物，慎用），选取一叶放入锅中，加入2升水，中火煎熬20分钟左右。在洗脚盆中加入足够的热水，然后加入熬好的汁，开始泡脚。如果脚踝可以先热起来的话，肾脏功能就会变得活跃。

建议睡觉的时候也用暖水袋温脚。温度最好限定在40~42℃左右。旁边放一个暖水壶，水温变凉时就添点热水，以保持其温度不变。如此浸泡20分钟左右，直到身体出汗为止。如果担心出汗会使身体着凉，可以多披件衣服。

特别提示

简单易做的每日肾脏按摩：

肾脏只要稍微按摩一下就能惊人地恢复先前的功能。将双手放在尾骨上，然后从两侧夹住背骨，尽可能往上推，之后再沿路线往下推，来回按摩。肾脏本身非常敏感，所以在力道的选择上根据个人所能承受即可。一组20次左右，上下反复按摩，最好每日重复多次。

改善肾脏功能：

指压疗法（照海、曲泉穴位）

即通过指压改善肾脏功能。通常会通过指压穴位"照海"和"曲泉"来实现。

照海

● 把手放在内脚踝突出的骨头上，然后由此慢慢往下滑，会发现有一块凹下去的部分，那里就是穴位——照海。对此穴位进行指压，就能够促进流经肾脏的气血流通顺畅。最好是用拇指或中指进行指压。

曲泉

● 当膝盖弯曲的时候，在膝盖内侧会有一道横着的、深深的皱纹。膝盖内侧的边缘是一条曲线，朝着此处的骨头轻轻按下去，边按摩边缓缓吐气，然后静待3秒之后回到原位，重复5次。

高血压和动脉硬化有密切的联系

心脏像泵一样把营养和氧气输送到全身。当把血液向外输送时，心脏处于收缩状态，这时候血压达到最大值，血液通过血管开始外流。当心脏开始扩张时，血压达到最低值，血液回流到心脏。

一般认为，70%的高血压病患都是由遗传导致的。但事实上，血压也会因血液的密度、血管的硬度、心脏收缩的强弱程度以及血管中血液流量的不同而发生变化。例如，当血液变得不够纯净的时候，抵抗力就会相应变强，这就会导致较大的压力。另外，盐分摄取过多、运动不足、压力过大、过度饮酒、吸烟等不良生活习惯也会在一定程度上左右高血压的发生和患病程度。毋庸置疑，适当的运动能够促进血液循环，在一定程度上缓解和改善高血压的症状。

高血压和动脉硬化有着非常密切的联系。动脉硬化是指随着动脉管壁增厚变硬，管腔变得狭小，从而阻碍血液循环的一种病。这时，心脏就必须在较大的压力下输送血液，从而导致血压升高。另外，当肾脏出现问题的时候，肾脏内血液流通不顺畅。这种情况下，为了能够保证身体所必需的足够血量，心脏就必须要承受较大的压力，这也极易导致高血压。

✚ 防治要点

通过合理膳食、适当运动、进行腹式呼吸等方法，改善血液循环。保持血液的纯净才是改善高血压的捷径。

主治植物

大豆

大豆叶
捣烂敷在伤处，治蛇咬，常更换，能愈。

分类：
谷部/菽豆类

成熟期：10月

1	2	3	4	5	6
7	8	9	⑩	11	12

大豆皮
主痘疮目翳。

大豆花
主目盲，翳膜。

❗ 其他主治食物

裙带菜、小松菜、茼蒿、西红柿、香菇、海带、芹菜、洋葱、柿子等。

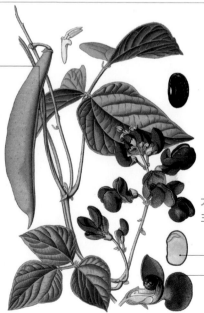

和高血压紧密联系的动脉硬化的发病原因之一，就是不健康的饮食习惯导致的胆固醇过高。肉类、蛋类、肝脏等动物性蛋白质不但会导致胆固醇的增加，还会增加血液中的废物，阻碍血液循环。但是像大豆、豆腐、纳豆、油炸豆腐、豆皮等豆制品，以及豌豆等都是优质的植物蛋白，可以降低胆固醇。经常食用的话，建议您选择醋腌制的大豆。

食盐（氯化钠）是人体必不可少的重要物质。但是，日常生活中如果盐分摄取过多的话，我们的身体为了保证血液中正常的盐分浓度，就会从组织细胞中大量吸收水分，从而造成血液量的增加。这部分增加的血液量就会给我们的心脏带来额外的压力。在帮助身体排出盐分这方面最具有代表性的食物当数海带。用海带泡水喝，每天一次，会有非常好的效果。除此之外，裙带菜、小松菜、西红柿以及香菇都有不错的效果。

另外，在不食用其他食物的前提下，每天喝900毫升的糙米汤，坚持2～3天（因人而异），会在不同程度上缓解高血压的症状。

● 黄豆腌渍汁 降低胆固醇

黄豆在降低胆固醇、强化血管弹性上有很好的疗效。建议将黄豆用醋腌制，每天食用8～10粒。

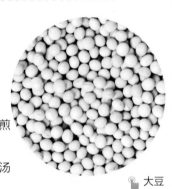

大豆

制作方法（一日用量）：

① 选取干燥的大豆一杯，冲洗干净，然后阴干半天，开文火用煎盘轻炒，不要炒糊。

② 在锅里加入1/2杯的米醋，酒和料酒各1大匙，外加1/2杯的汤汁，煮沸后冷却。

③ 将一段长5厘米的海带，和①一起装瓶，再倒入调好的②，腌制一周后，即可食用。

海带中含有大量的钾元素，具有稳定血压的效果。同时作为一种水溶性食物，海带含有大量的植物纤维，可以有效地改善便秘。黄豆腌渍汁每天喝一杯就足够了，时间可以选择在上夜班时或者隔天清晨。泡软的海带可以直接食用，也可以作为食材。

● 芹菜 中医降血压

芹菜具有利尿、净血的功效，中医常用其做降血压的材料。可生食，或和其他蔬菜制成蔬菜汁食用。

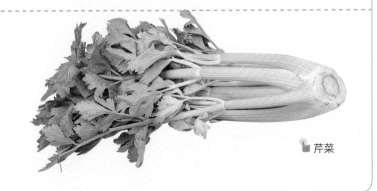

芹菜

🥤 日本民间疗法

▶ 洋葱皮熬汤 降血压

洋葱皮可以降血压，强化毛细血管弹性。

【制作方法】

取 5 ~ 10 克洋葱最外面的茶色部分，放入 400 毫升的水中煮到 5 分熟，一天分 3 次饮用。如果能再加入少许干柿子叶，不仅喝起来会更加爽口，效果也会更加明显。

▶ 萝卜泥 利尿、预防高血压

萝卜泥具有非常好的利尿作用，也有很好地预防高血压的作用。制作1/2杯的萝卜泥，一天服用一次。

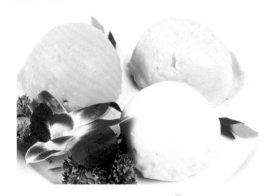

👆 三色萝卜泥

▶ 松叶酒、松叶熬汁、松叶榨汁

提高心脏和血管功能

红松的叶子可以提高心脏和血管功能，具有净化血液、促进血液循环的作用。建议每晚饮用1~2盅的松叶酒或是松叶熬成的汁、松叶榨的汁。每天咀嚼20~30片松叶，咽下汁水，或每天食用5~10个松果，是有效的方法。

【松叶熬成汁的具体做法（一日用量）】

选取 20 ~ 30 片干燥的松叶，在 600 毫升的水中煮至半熟即可。分若干次饮用。

【松叶榨汁的做法（一日用量）】

新鲜的松叶 50 ~ 80 片，用榨汁机榨汁。最好喝新鲜的果汁。

▶ 柿子叶茶

预防和改善高血压

要说起可以预防和改善高血压的草药，就不得不提到柿子叶。柿子叶涩涩的味道正是由于它含有丰富的单宁酸，而这种单宁酸的降压效果已经得到了普遍认可。其同时含有的丰富的维生素C可以防止血管硬化。建议大家像喝清火茶似的，经常用开水冲泡服用。

【制作方法】

❶采集晚春到初夏期间的嫩柿子叶，清洗干净，阴干2~3天。

❷放入容器中大火蒸2分钟左右，然后用扇子扇，使之变凉之后，切成2~3毫米宽的小段。

❸放置在太阳下晒干，完全干燥后放到容器中密封。

❹代茶饮，开水冲泡。

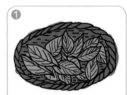
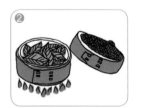
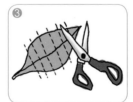
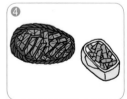

▶ 南瓜子、葵花子 软化血管

可以促进血液循环、软化血管、强化心脏功能。

【制作方法】

每天选取干燥的南瓜子10 ~ 20 克，熬成汁服用，也可以选用 20～30 克炒后，直接食用。葵花子的食用方法与此相同，即选用 20～30 克微炒后，直接食用。

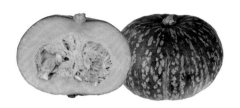

🖐 南瓜

▶ 芥菜茶　*降血压*

芥菜嚼起来会发出"嘎吱嘎吱"的清脆声音，因而也被称为"嘎吱菜"。在日本北海道、东北和信州等地被制成茶叶，因其具有降血压的良好功效，被人们广泛饮用。采摘以后要在太阳底下晒到干燥为止，这样的话更有利于保存。

【制作方法（一日用量）】

选取干燥的芥菜叶 10 克，放入 600 毫升的水中煮至半熟，一天分几次饮用。

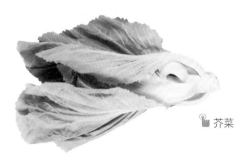

🖐 芥菜

▶ 腹式呼吸　*优化血液循环*

腹式呼吸对改善高血压有着很好的效果。吸气时尽可能多的吸收入腹的空气，呼气时一定要将气体全部呼出去。这样一来内脏就犹如经历了一次按摩。通过这样的按摩，血液的流动会变得更加顺畅，心脏也就减轻了负担。

▶ 艾草汁、艾草粉　*净化血液*

艾草（又称为艾叶）能净化血液、调节和修复自主神经、稳定血压。

【制作方法】

每天饮用 1 盅新鲜艾叶榨成的汁。如果是整年饮用的话，可以将艾叶研成粉末状，每次 2 小匙，用水冲服。

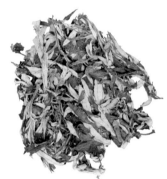

🖐 艾草，也叫冰台、医草、黄草等，味苦，性微温，无毒。

▶ 足部刺激　*通过刺激来稳定血压*

众所周知，我们的脚底有很多的穴位。通过对脚底适度的按摩和刺激，也可以达到稳定血压的效果。

特别提示

高血压症状的自我确认：

高血压的症状表现为肩膀酸痛、头疼、头沉、失眠、头晕、耳鸣、浑身疲乏，对周围的事情漠然，因而也容易忘记很多事情。如果你有这样的情况，建议你定期测量血压。高压的标准值可以简单用人的年龄加上 90 来计算。比如，40 岁的话，最高血压不超过 130；60 岁的话，最高不应超过 150。理想状态的低压则和人的年龄没有太大的关系，以不低于 80 为宜。（附：低压即医学中的舒张压，高压为医学中的收缩压。日常生活中人们一般称为低压、高压。）

心脏病的分类及具体症状

心脏是保证全身血液循环的脏器。虽然心脏只有人的拳头那么大，但是这么小的心脏在每一次收缩中，就能够向大动脉和肺动脉送出约60～100毫升的血液，同时从静脉中吸取等量的血液。心脏每分钟可以收缩60～80次，所以一天大约就可以收缩10万次，也就意味着每天都会有大约10000毫升的血液流出心脏。

如果心脏的功能减退，血液循环无法正常进行，就会引起所谓的心脏病。其中最具有代表性的就是，为心脏提供氧气和营养的冠状动脉硬化而引起的心绞痛和心肌梗死。

动脉硬化会导致冠状动脉变窄，这样一来氧气就无法顺利到达心肌，而使心脏陷入营养不良的状况，这就产生了心绞痛。

这种情况下出现的疼痛发作时大概会由1～2分钟持续到20～30分钟，浑身打冷战、出虚汗、面色苍白，同时还伴随脉搏跳动微弱、呕吐或者不完全打哈欠的症状。

动脉硬化再进一步发展的话，血栓和脂肪块就会堆积在血管中，阻断血液流通，使心肌的一部分出现坏死现象，这种情况就是心肌梗死。临床表现为心脏和胸部会有剧烈的疼痛，有时甚至会引起心力衰竭而造成猝死。发作的时间可持续几个小时到2～3天。心绞痛和心肌梗死发作的时候，一定要及时去医院找专门的医生进行治疗。

人们经常把心脏比喻成人体的泵，既然是泵，那么阀门如果不能正确开关，泵的作用也就无从谈起。

心脏的阀门，被称为心脏瓣膜，其作用在于防止血液逆流，保证血液顺畅地流出心脏。

如果心脏瓣膜出现了问题，就会出现血液流出不畅的情况，此时如果血液受到按压，就会出现逆流现象。这就是所谓的心脏瓣膜病，其主要的症状表现为心悸、呼吸困难、水肿、心律不齐等。其形成原因有炎症、黏液样变性、退行性改变、先天性畸形、缺血性坏死、创伤等。

➕ 防治要点

日常生活中黄豆、花生、大蒜等均为能够强化心脏功能的食材，但注意不要摄取过多，要多摄取优质的蛋白质和植物纤维。

麦门冬

叶
去心热，止烦热，
寒热体劳。

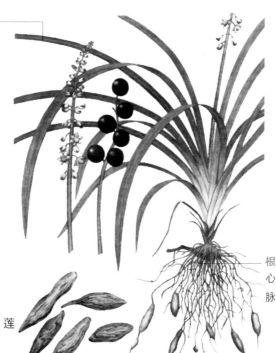

* **性味**：味甘，性平，
　　无毒
* **释名**：禹韭、禹余
　　粮、忍冬、
　　忍凌、不死
　　药、阶前草

🚫 其他主治食物

胡萝卜、大蒜、莲
藕、蕺菜、鸡蛋等。

根
心腹结气，伤中伤饱，胃络
脉绝。

成品图

分类：
草部/隰草类

成熟期：8~10月

1	2	3	4	5	6
7	8	9	10	11	12

🥄 基本食物疗法

要预防和改善心脏病，首先就要预防和改善可能会引起或促进动脉硬化的高血压。为此，饮食上切忌过多，要多食用含优质蛋白质和植物纤维较多的食物。

植物纤维具有排出胆固醇的功效，能够防止心脏病及动脉硬化的发生。除此之外还能预防便秘，这也是高血压症状的另一诱因。

薤（小蒜）对心绞痛很有效，每天适量吃4~5粒，能够很好地缓解心绞痛的发作。把胡萝卜捣碎榨汁，每次饮用1杯可以增强心脏功能。把山芋捣成糊状，每次吃饭的时候吃一些也是不错的，根据个人情况的不同，有的人几天就能见效了。可以清洁血液的木耳也有助于预防心绞痛和心肌梗死的发生。如果连续饮食酱油粗茶和莲藕的榨汁、生大蒜和大蒜酒，心脏的状态也会慢慢变好。心脏病的食物疗法关键是要坚持下去。日常生活中，要注意避免压力、疲劳、感冒等情况，不给心脏增加负担。

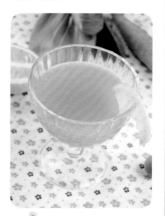

👆 胡萝卜蔬菜汁

● 酱油粗茶 镇定心神（治疗心悸）

煮好的150毫升浓粗茶注入10毫升的酱油中，每日饮5次。血压高的人不要饮用。

粗茶：一种没有经过加工的竹叶、柳叶等加工后作茶喝。

● 莲藕榨汁 增强心脏功能

在中药中，莲藕被用于治疗心脏病和高血压。坚持每次饭前喝1勺榨藕汁，可以有效改善心脏病。

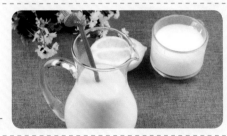

🖐 莲藕汁

● 生大蒜、大蒜酒 对心脏有益

每次食用少量的生大蒜，如果吃太多生大蒜的话，刺激太大，对胃不太好，这点是需要注意的。或者把大蒜捣碎加到酒里放置10天，每次饭后饮用1小匙。

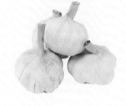

🖐 大蒜

 日本民间疗法

▶ 鸡蛋油脂 治疗慢性心脏病

食用蛋黄提炼出的油是治愈心脏病的基本材料，尤其对慢性心脏病很有效，可以改善心脏衰弱的情况。因为很容易保存，所以可以用很长时间。一次饮用2～5滴，每次饭后饮用。

【制作方法（易做的分量）】
① 把5～10个蛋黄放到煎锅里，大火，用木勺子把蛋黄搅和匀称。即使变焦、冒黑烟也继续搅和。制作过程中会产生强烈的味道，所以要注意通风透气。

② 当油变得黑糊糊黏乎乎的时候，煎锅从火上端下来，用大勺子压着把油倒出来，倒入用开水消毒过的瓶子里，放在阴凉处保存。

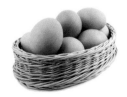

🖐 鸡蛋

▶ 鸭跖草的青汁

新鲜菜汁可以改善心脏病

天然鸭跖草生长在潮湿的地方，夏天开蓝色的小花。把刚采的鸭跖草洗净，切细捣碎，每天早晨晚上饮用1/2杯青汁。

在夏开花季把鸭跖草的地上部分采下来，阴干半天到一天之后，切成细条保存起来，一年之内都可以食用。

【制作方法（一日用量）】
① 取鸭跖草的茎和叶，阴干后切成小段。
② 选取15克，用400毫升的水煮，熬到只剩一半水即可。一天内分几次喝完。

鸭跖草所含的柠檬素和鸭跖黄酮甙能够强化毛细血管，可以在一定程度上预防心绞痛、高血压、心肌梗死。

动脉硬化

动脉硬化关乎人的生命

当胆固醇、钙或是某种黏多糖类物质，附着在动脉内壁，动脉内部就会变得狭窄，从而出现血液流通困难等问题，出现动脉硬化症状，动脉会因此失去弹性、变硬。动脉硬化通常会发生于身体的所有动脉。动脉变窄，血管里血脂沉积就会使血液循环停滞，导致梗死。梗死如果出现在脑部，就是脑梗死；如果出现在心脏部位，就是心肌梗死。动脉瘤、脑出血、心绞痛、肾硬化都是导致动脉硬化的诱因，因为动脉硬化关乎生命，所以说它是非常危险的病症。

高血压和高脂血症会促进动脉硬化的进一步恶化，有时也会出现高血压和动脉硬化共同恶化的情况。血压增高会导致脏器内部较为细小的细动脉硬化，细动脉硬化反过来又会加剧高血压的症状，如此下去，就会陷入恶性循环。

高脂血症主要表现为血液中脂肪量（胆固醇或甘油三酯）增多，并依附在血管壁上，它与动脉硬化有着直接的联系。除此之外，糖尿病、吸烟、肥胖、精神压力、遗传等也会导致动脉硬化。动脉硬化多发生在男性身上，女性一般到更年期，或摘除卵巢后也容易出现该种疾病。

✚ 防治要点

动脉硬化、脑梗死、心肌梗死、脑出血与生命的安危有着密切的关系。拥有"结实"的血管，才是健康的关键。

主治植物

桑

叶
主寒热出汗，汁能解蜈蚣毒。

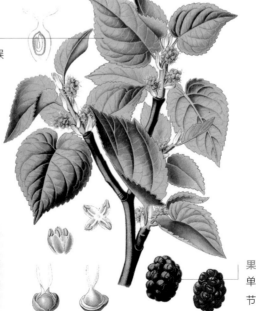

果实
单独吃可消渴，利五脏关节，通血气。

其他主治食物

海带、大豆、荞麦、芋头、香菇、柿子、萝卜等。

成品图

分类：

木部/灌木类

成熟期：4~5月

| 1 | 2 | 3 | ④ | ⑤ | 6 |
| 7 | 8 | 9 | 10 | 11 | 12 |

🥣 基本食物疗法

要预防动脉硬化，首先要改善高血压和高脂血症的情况，应多食用胆固醇含量少的优质蛋白质和膳食纤维。另外，也要适当控制吸烟、疲劳过度、饮酒过度等。

胆固醇过高的人，应该适当控制肥肉、蛋黄、动物肝脏、黄油等动物性脂肪的摄取量。但是，蛋白质不足会导致血管壁脆化，所以与此同时，也要适当补充一些大豆、豆腐、纳豆等豆制品，多摄取芝麻油等植物性脂肪。

荞麦面中含有可以强化毛细血管的芸香苷，洋葱具有溶化血栓的作用，海带、香菇、芋头、芝麻等可以降低人体胆固醇，平时可以有意识地多摄入。另外，沙丁鱼和带鱼等青背鱼类也有降低胆固醇、防止血液凝固的作用，可以预防动脉硬化。改善动脉硬化最简单的方法就是每天食用水煮大豆、饮用海带水。

冻粉断食（又称琼脂、凉粉，原料为石花菜）会促进依附在血管壁上的废物流通，净化血液，从而起到改善动脉硬化的作用。

● 水煮黄豆 还高脂血症、动脉硬化患者一个干净的血管壁

黄豆中含有丰富的蛋白，可以降低胆固醇的含量，其丰富的亚油酸和卵磷脂能够保证血管壁干净，而且可以促进大脑的血管恢复，在中国经常被用于因脑卒中引起口齿不清等情况。

制作方法：

将黄豆洗净，加入3倍水，浸泡一晚。放到火上煮成黏糊状，坚持每天食用2大匙。

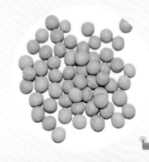

👆 黄豆

● 海带水 用简单的习惯改变动脉硬化

海带能够防止血栓，降低胆固醇。具体做法是：海带提前用水浸泡一晚，每天早上按时饮用即可。

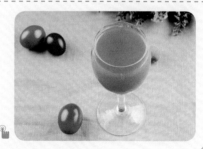

西红柿海带饮品 👆

🪣 日本民间疗法

▶ 洋葱皮熬汁

高血压、动脉硬化、脑卒中的预防

洋葱最外面茶色的皮煮出来的汁水，能够预防高血压、动脉硬化和脑卒中。洋葱本身也含有丰富的维生素C，具有很好的强化血管壁的作用。

【制作方法（一日用量）】

洋葱皮5～10克，用水洗净放入锅里，加入400毫升的水，煮到水剩下一半为止。每天分3次，吃饭时饮用。

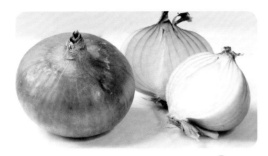

🖐 洋葱

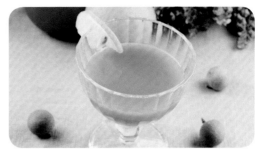

🖐 柿子汁

▶ 松叶酒 预防和改善动脉硬化

松叶酒也经常用于预防和改善动脉硬化。每天饭前饮用1小盅。

【制作方法（简易方法）】

❶红松叶若干，洗净去掉根部的外皮，用剪刀剪成3段。

❷1.8升容量的瓶子中，加入800毫升的水，并加白砂糖300克，使其充分溶化，最后把剪好的松叶装进瓶子中，装八成满即可。如果过满的话，发酵中产生的气体有可能会把瓶子撑裂。

❸轻轻将瓶盖扣上，放在阳光下让其发酵。夜晚将其放在室内温暖的地方。为了防止发酵气体过多发生瓶身胀裂的现象，每天将瓶塞拔出一次，释放内部的气体。

❹一般情况下，夏季1～2周，冬季1个月左右之后就会有气泡出现，这时要用布过滤之后转至别的瓶子中保存。

▶ 涩柿子榨汁和萝卜泥

预防和改善动脉硬化

生的涩柿子汁添加萝卜泥饮用，能预防和改善动脉硬化。

【制作方法（简易方法）】

生的涩柿子去皮，切成适当大小后用纱布滤汁。之后再加入等量的萝卜泥，一天3次，一次饮用100毫升。

▶ 自古流传的牛膝茶

预防和改善动脉硬化

之所以用"牛膝"来命名，是因为其形状、线条和牛的膝盖纹路很相像，表面带刺，因此经常会贴在衣服上。冬天时将其粗大的根挖出，用水洗净，放在太阳下晒干。牛膝具有通经的作用，所以并不适合孕妇。

【制作方法（一日用量）】

干燥的牛膝根10克，加水600毫升，放在火上熬制，水剩下一半为止。每天3次，吃饭时饮用。

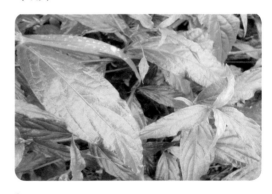

🖐 牛膝，多年生草本植物，分布广泛。有利尿作用，有助于改善动脉硬化。

▶ 红花茶 溶解胆固醇

中医认为红花具有活血通经、散淤止痛的功效。可将红花放在太阳下烘干保存。

【制作方法（一日用量）】

红花3～5克，加入热水180毫升，自动冷却。将上面澄清部分分2次饮用。

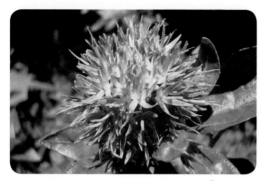

🖐 红花

▶ **戢菜茶** 强化血管

戢菜由于具有净化血液、强化血管作用而广为人知。配合艾草茶饮用效果显著。

▶ **葵花子** 降低血中的胆固醇

葵花子中含有丰富的不饱和脂肪酸，在降低胆固醇方面疗效显著。方法是将干燥的葵花子烘炒后食用。

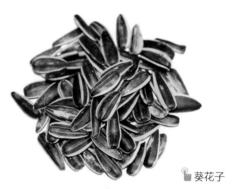

🖐 葵花子

▶ **艾草茶** 促进血液循环

因具有净血作用和造血作用而广为人知的艾草茶可以促进血液循环，预防动脉硬化。

【制作方法（一日用量）】

取15克干燥的艾草叶放到600毫升水中煎熬至300毫升，一天内分几次饮用。坚持饮用可以预防脑卒中和改善脑卒中后遗症。

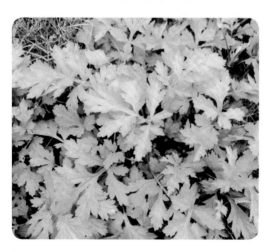

🖐 艾草多生长在山上及平原，二月生苗，成丛状。主要功效为回阳，理气血，逐湿寒，止血安胎。

特别提示

动脉硬化的征兆：

动脉硬化如果不发展的话，症状是不会表现出来的。不过低压的上升是其中的一个征兆。当低压达到100mmHg以上时，脑卒中患者就需要引起注意了，120mmHg已经达到了危险的范围。动脉硬化多发于脑动脉，会引起头痛目眩、耳鸣、记忆力减退等症状；心脏内冠状动脉硬化可以引起心绞痛、哮喘和心律不齐等症状；肾脏内动脉硬化发生的话就会表现出尿异常；胃肠动脉硬化发生的话会引起突然的腹痛、呕吐和便秘。

糖尿病

糖尿病长期发展会出现很多并发症

人体运动时消耗葡萄糖分解所产生的能量，进食时，糖质分解成葡萄糖被吸收，大部分转化为糖原储存在肝脏内，机体有需求的时候再被分解成葡萄糖输送到血液里。

葡萄糖被吸收入组织时不可或缺的是胰岛素，它是激素的一种。当这种胰岛素分泌减少或作用减弱时，葡萄糖就不能充分被吸收入组织中，血液中的葡萄糖浓度上升，葡萄糖没经过利用就通过尿液排出，这就是糖尿病。由于葡萄糖不能被顺利地利用，便产生了很多有害物质，也成为很多症状和并发症的根源。

糖尿病的初期症状是空腹感、嗓子干渴、身体困乏，同时尿的次数增多，也会出现全身发痒和视力下降的症状。

糖尿病长期发展下去会出现很多并发症。视网膜病变、神经障碍、肾炎是三大并发症，也会连带出现高血压、高脂血症、脑梗死、心肌梗死等症状。肥胖的人容易患糖尿病，但随着病情的加重反而会越来越瘦。现在的糖尿病患者越来越多，主要原因是高热量饮食和运动不足。

➕ 防治要点

目前，每五六个人里就有一个糖尿病患者。其原因是高热量的摄食和运动不足，通过合理饮食和适度的锻炼，糖尿病也是可以控制的。

主治植物

泽泻

- 释名：水泻、鹄泻、及泻、芒芋、禹孙、水泽、如意花、车苦菜、天鹅蛋、天秃、一枝花
- 性味：味甘，淡，性寒

❗ 其他主治食物

南瓜、燕麦、菜豆、鹰嘴豆、芋头、海带、裙带菜、蕈朴、木耳、山芋等。

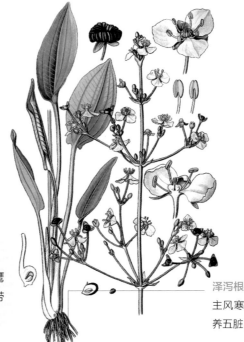

成品图

分类：
草部/水草类

成熟期：3~4月

| 1 | 2 | 3 | 4 | 5 | 6 |
| 7 | 8 | 9 | 10 | 11 | 12 |

泽泻根
主风寒湿痹，乳汁不通，能养五脏，益气力。

基本食物疗法

糙米、杂粮和全麦面包里含有锌和铬，它可以强化胰岛素的作用，把这些作为主食可以减轻肾脏的负担。嗓子干渴的时候，往糙米粥里放入少量的食盐饮用。

据说经常食用南瓜的地区，人们患糖尿病的概率普遍较低。事实上不只是南瓜，赤豆在强化胰腺功能方面也有很不错的效果，所以，患有糖尿病的人，日常可以多摄取赤豆和南瓜。生

食洋葱也是很不错的办法，洋葱中所含的硫化烯丙基可以加速糖分代谢。此外，柠檬、酸橘、金钱蜜橘等含有丰富的柠檬酸，能促进糖分的代谢。

水溶性的膳食纤维能够减缓糖分被血液吸收的速度，因而可以避免因血糖值迅速提高而导致的糖尿病。水溶性的膳食纤维有燕麦、菜豆、鹰嘴豆、芋头、海带、裙带菜、薹朴、木耳、山芋等。

坚持每天食用10粒炒花

生能促进胰岛素的分泌，进而提高胰腺功能。炒过的大豆也具有同样的效果。南瓜子、向日葵子、松子等中含有丰富的锌元素，这是胰腺保持较好功能所必不可少的，其香味浓郁，建议炒过后，在日常生活中可代替点心食用。

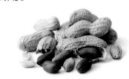

🖐 花生

● 米醋腌大豆

这种方法对于较轻的糖尿病患者而言，只需几周的时间症状就可以有很大程度上的减轻，血糖值也会有明显改善。

制作方法（一日用量）：

① 将生大豆洗净，蒸熟。

② 擦过后放入瓶中，并加入2倍左右的米醋。建议使用精酿的米醋。

③ 在此过程中，大豆不断吸收米醋，所以应根据情况适当添加醋。

④ 一周之内吃完。建议空腹食用，每天3粒。

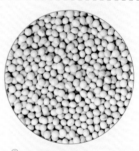

🖐 每天食用大豆，补充优质的蛋白质。

日本民间疗法

▶ 楤木

治疗糖尿病的灵丹妙药

楤木属于五加科落叶小乔木，因被称为治疗糖尿病的灵丹妙药而广为人知。楤木又被称为"刺桐"，其形如其名，枝干和树枝上均布满了刺，因而也很容易识别。其根部和枝干的部分是最有疗效的地方。中药名是楤木，中药店里均可买到（注：楤木有毒，谨慎使用）。

【制作方法（一日用量）】

春天，在发芽之前挖出其根，用水洗净后去皮。然后按照楤木 50 克、水 500 毫升的比例，加热熬制剩下一半水为止。一天 3 次。

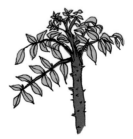

🖐 楤木生长在日照较好的山野上，属于落叶小乔木。野菜中为大家所熟悉的楤木芽，就是该植物的新芽。

▶ 金钱草　身边的糖尿病药物

　　金钱草（又名大连钱草，在中国多用"金钱草"这个名字），报春花科植物过路黄的干燥全草，其味道芳香，对糖尿病有很好的疗效。花期时采摘保持其干燥。金钱草10～15克加入水600毫升，熬制水剩下2/3即可服用。其嫩叶和嫩芽可用于制作美食天妇罗（注：在日式菜品中，油炸的食物统称为天妇罗），用水焯一下拌成凉菜吃也是很不错的选择。金钱草即为中药，可在中药店里买到。另外若将楤木、大叶竹、薏米的叶子混合煎熬效果会更加显著。

▶ 玉米须茶　降低血糖

　　我们平时称为"玉米须"的部分，实际上是雌花的花柱。虽然多做利尿剂使用，但其良好的降低血糖作用也得到了广泛认可。

　　经常饮用，对治疗糖尿病效果很好。玉米须20克加入水600毫升，煎至2/3剩余量时即可饮用。

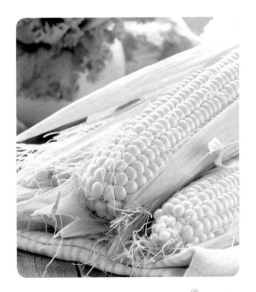

🖐 玉米须

▶ 芥末湿敷法　促进胰腺血液循环

　　胰腺连接着脾脏和静脉，如果用芥末湿敷的话，就可以促进胰腺中的血液循环。众所周知，胰腺可以分泌胰岛素，如果胰腺能够正常工作的话，糖尿病就会从根本上得到改善。脾脏位于身体左侧的上腹部，可以将湿布放在横膈膜位置的下方进行湿敷。

【制作方法】

❶芥末粉2小匙，放入茶杯中，加同量的小麦粉后，用55℃～60℃的热水进行冲泡、搅拌。

❷制成后，根据患处的大小，将相应大小的纸巾、较厚的脱脂棉或是将几片纱布重合在一起，在其中的一面均匀涂大约5毫米厚。趁着芥末还没有凉时赶紧湿敷。

❸敷在患处以后，用细带等物品轻轻固定好。

❹患处变红即可，时间大约为5分钟。为避免引起皮肤发炎，应尽早清洗干净。

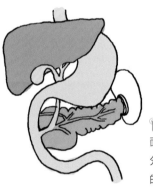

🖐 胰腺，位于胃的后面，长约15厘米。可分泌能够降低血糖值的胰岛素。

▶ 断食疗法　保证胰腺的充分休息

　　如果消化器官没有负担的话，胰腺、其他内脏就可以得到充分的休息，从而恢复先前的功能。还可以提升血液的纯净度，进而改善糖尿病。

什么是癌症？

人体是由细胞构成的，身体健康的情况下，细胞会在体内正常地分裂、生长，同时修复受损组织，将死亡的细胞吞噬。这样身体才能维持良好的秩序，在这种调和的状态下，身体的各项功能才能很好地发挥作用。

在这种良好的秩序下，每个"老"细胞才能将其中所含有的DNA遗传信息，正确地传达给新的细胞。如果DNA因为某种原因受到伤害，遗传信息就会发生改变，DNA会因此进行重组，产生变异细胞。变异细胞在继续分裂的情况下，就会不断地把错误的遗传信息传达出去。这就是癌症的形成过程。

实际上有可能导致癌症的变异细胞每天都在生成。但一般情况下都处于被阻遏的状态，机体可以通过细胞中所含有的"癌症抑制遗传因子"预防细胞无限分裂和增殖，或者是由"DNA修复遗传因子"来修复错误的遗传信息，还可以通过免疫系统来吞噬已经变异的细胞。所以一般情况下并不会出现什么不良情况。但是，如果当"癌症抑制遗传因子"、"DNA修复遗传因子"，甚至是免疫系统都无法控制变异细胞的时候，癌细胞就开始了大量增殖了。

癌细胞具有无限的增殖能力，其分裂速度也远远超出正常的细胞，会不断发展成为肿瘤，致使正常的新陈代谢无法顺利进行，组织和器官的作用也会因此削弱。另外，它还可以从宿主的血液系统中吸收营养，从而创建自己的血管系统，将宿主血管中的营养全部夺过来自己吸收，这也是癌症患者会消瘦的主要原因。

癌细胞还可以通过淋巴系统、血管、脑脊髓等通道向全身各处扩散，并能在其他的组织和器官内部增殖。因此同时会出现疲劳和疼痛等症状，导致免疫系统功能逐渐弱化，最终威胁到人们的生命。

癌症的患病原因

到底为什么细胞受损后会导致癌细胞的出现，至今仍不是很清楚，与其过分关注导致癌症出现的物质，倒不如关注癌症产生的原因。人与人之间体质不同而出现的反应不同，环境因素以及生活方式因素等都会影响癌细胞的产生。虽然不能断定是什么物质致使DNA受损，诱发并促进了癌症的发生和恶化，但至少在一定程度上还是可以推测出来的。

直接接触空气和水中含有的污染物质，石棉、苯或氯乙烯等化学物质，杀虫剂、除草剂等物质就容易对DNA造成损害，遗传或者感染某种病毒也有可能成为诱发癌症的原因。不过，说起其最大的诱因还是生活方式。据统计，由癌症引起的死亡案例中65%是由于不健康的生活方式导致的患病，饮食不规律、吸烟、饮酒过度、压力、过度日光浴、运动不足等都是诱发癌症的原因。如果我们在日常生活中能够有意识地加以注意，就可以在一定程度上降低癌症的发病率。

接触容易诱发癌症的物质可能会直接对DNA产生破坏，也有可能出现在新陈代谢的过程中，诱发癌症的物质会在此过程中制造出自由基，它在体内游动时会破坏DNA。

人们要进行新陈代谢就离不开氧气的支持，而自由基则是细胞和氧气发生作用后的产物，细胞所需的氧气中会有2%会转变成自由基。

自由基是一种不安定的原子，因为缺少一个电子的缘故，它会从其他正常的原子中去"掠夺"电子，DNA的遗传信息也会在这个过程中发生变化。如果没有抗氧化物质，自由基就会不断被制造，给组织造成损害。自由基不仅会影响DNA，也会改变脂类物质的性质，使之变成过氧化类脂体，而这也是导致癌症的原因之一。

要预防癌症，在日常生活中就要减少接触诱癌物质的概率，同时还要尽可能用抗氧化物质排除自由基。

 防治要点

改变生活方式，把具有强化黏膜作用的食物和抗酸力强的食物端到你的餐桌上吧！

预防癌症的营养素

要通过食物预防癌症的话，在平时就要适当选用那些含有维生素A、β-胡萝卜素、维生素C、维生素E、锌、硒、膳食纤维等的食物，要有意识地食用含有抗癌作用的食物。

● 维生素A、β-胡萝卜素

癌细胞中有一大部分都是由内脏黏膜和皮肤的表皮细胞变化而来的，这是因为表皮细胞作为防止异物进入体内的一道关卡，也是最直接接触到诱癌物质的。

维生素A中含有丰富的糖蛋白和糖类脂素，这是表皮细胞正常工作所必不可少的营养素，在对其进行保护的同时也可以帮助修复受损的细胞。因此，如果维生素A含量不足，就相当于为存活在表皮细胞上的癌细胞提供了分裂和增殖的土壤。适量摄取维生素A对肺癌、胃癌、大肠癌以及食道癌都可以起到预防的作用。此外，维生素A还可以将身体中毒性很强的羟基原子团排出体外。

β-胡萝卜素是维生素A产生的前提，它分解以后产生的物质就是维生素A。此外，剩余的β-胡萝卜素主要储藏在肝脏中，在需要的时候还会继续转变成维生素A。

β-胡萝卜素自身有很好的抗氧化作用，能够阻止活性氧的连锁反应，防止DNA受损。科学研究也证明了血液中β-胡萝卜素含量少，其癌症发病率相对较高。

菠菜

β-胡萝卜素含量较高的植物主要有以下几种：绿紫苏、胡萝卜、香芹、咸草、春菊、菠菜、南瓜、萝卜等。

● 维生素C

维生素C具有强有力的抗氧化作用。其具有很好的亲水性，能够清除体液中的活性氧。它是维持健康的免疫系统所不可缺少的重要元素，能够帮助促进具有抗癌作用的干扰素在体内的生成，活化白细胞的免疫细胞，即巨噬细胞，也可以活化维生素E等其他抗氧化物质。

圆白菜、柿子椒、西兰花、花椰菜等蔬菜，以及柠檬、柿子、猕猴桃、草莓等都含有丰富的维生素C。

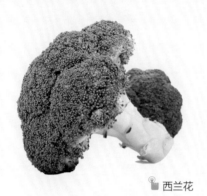

西兰花

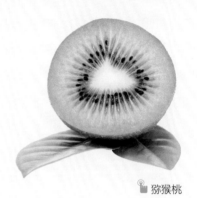

猕猴桃

● 维生素E

维生素E能够帮助抑制类脂体的氧化。众所周知，细胞被一层薄薄的膜所覆盖和保护着，这层膜叫作细胞膜。细胞膜也有被活性氧氧化的可能。细胞膜的主要成分就是类脂体，在活性氧的作用下会被氧化成过氧化类脂体，然后在一连串的氧化作用下，细胞膜的作用会逐渐减弱，包围在其内部的DNA也会因此而变得容易受损。而维生素E则可帮助去除细胞膜中的活性氧。维生素E的脂溶性特征使它可以和下薄膜中的类脂体相互结合，帮助去除过氧化类脂体，防止类脂体的继续氧化。

● 锌

锌元素是免疫器官胸腺发育的营养素，只有锌量充足才能有效保证胸腺发育，促进细胞免疫功能。此外，维生素A的吸收离不开锌。维生素A平时储存在肝脏中，当人体需要时，将维生素A输送到血液中，这个过程是需要锌来完成"动员"工作的。

● 硒

硒是抗酸化酶中必不可少的构成要素，能够帮助实现过氧化氢的无毒化，同时还可以阻止诱癌物质的活性化。现在的科学研究已经证明，血液中硒的含量不足，癌症的发病率会较高。

此外，硒还可以促进维生素E的有效吸收。大蒜、洋葱、葱类、韭菜、芦笋、谷物等硒的含量丰富，硒在受热时作用减弱，所以洋葱或大葱类的食物建议生食。

● 膳食纤维

因其具有增加排便量的作用常被用于通便，同时具有减少发生大肠癌的功效，促进消化道内的毒素排出。全麦食物、水果、蔬菜等中含量较为丰富，特别是全麦食物中含量丰富，不同种类的全麦食品中膳食纤维的成分也不同。

● 脂肪酸

能够保证体内的组织和细胞正常工作，可抑制乳腺癌。鲑鱼、鲐鱼、沙丁鱼、鳕鱼，以及亚麻油中含量较为丰富。

● 维生素B_6

提高免疫功能，维持黏膜健康。能够帮助气管和呼吸道自身建立"天然屏障"，以此来防止其受毒素侵害。野菜、胡萝卜、苹果、香蕉、甘薯等食物中的维生素B_6含量丰富。

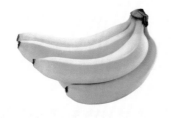

🖐香蕉

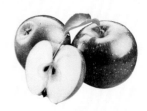
🖐早熟富士

预防癌症的食物

癌症的发病率在很大程度上受到每天所吃食物的影响。癌症已经成为威胁现代人生命的罪魁祸首。虽然近年来曾经一度威胁人类生命的胃癌发病率有所降低，但是大肠癌和乳腺癌的患病率却在不断上升，渐渐向欧美型转变。其原因是随着现代饮食结构不断向欧美型转变的过程中，人们所摄取的动物性蛋白质和脂肪的含量不断增加，而与此同时，对膳食纤维的摄取量却越来越少，这也是患便秘的人不断增加的原因之一。

预防癌症，首先要注意食材的选择。尽量选取有机粗粮、蔬菜、水果等。有机水果中不含有诱发癌症的杀虫剂和除草剂成分，其含有的预防癌症所必需的胡萝卜素、维生素C、维生素E、硒等必需营养素和微量元素等的量要远远多于无机产品。

同时还要注意减少动物性蛋白质和脂肪的摄取量。要尽量避免容易诱发癌症的反式脂肪酸、化学添加物以及加工食品，对砂糖、咖啡因、酒精的摄取量也应该有所控制。此外，还要注意餐具和洗涤剂。因为癌症的发病，多数情况下是多种原因混合在一起而引起的。

▶ 油菜科蔬菜

　　小白菜、羽衣甘蓝、西兰花、花椰菜、芥菜、圆白菜、萝卜、芜菁等中含有大量的β-胡萝卜素和维生素C，具有抑制细胞增殖的作用。它还能活化肝脏的解毒酶。其类黄酮的含量丰富，能够调节免疫系统中的信使核糖核酸和细胞分裂素。在这些植物中，萝卜可以促进动物性蛋白的排出，有效防止肿胀溃疡和癌症的发生。西兰花也是很不错的选择，它不光β-胡萝卜素的含量可观，维生素C含量也为柠檬的2倍，即便受热也能保持不错的功效。

　　胡萝卜里含有丰富的抗氧化物质，即β-胡萝卜素。虽然胡萝卜素的含量没有绿紫苏、香芹那么多，但其可以用于制作各种料理，可用来作为补充胡萝卜素的补给源。中医也用来治疗肿胀和溃疡。作为治疗癌症的一种食材，也可以将萝卜削成泥，用布榨汁，每天至少饮用1升。

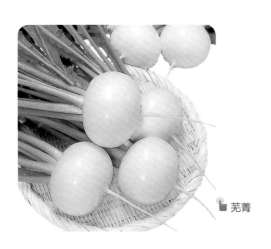

🖐 芜菁

▶ 牛蒡

　　青牛蒡是强有力的抗氧化物质，具有将多种活性氧排出体外的作用。膳食纤维含量丰富，因而可以促进大肠的蠕动，预防便秘；又可以促进肠内乳酸菌的活动，帮助调理肠道环境。即便受热其抗氧化能力也不会受丝毫影响。

▶ 西红柿

　　西红柿的红色正是类胡萝卜素的一种——番茄红素的表现。其维生素C和维生素E的含量也相当丰富，能保证皮肤和黏膜有健全的表皮细胞，同时还可以预防细胞被氧化，对前列腺癌和胃肠癌很有好处，经火加工效果会更好。果皮中胡萝卜素的含量是果肉中的5倍。

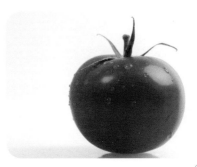

🖐 西红柿

▶ 南瓜

　　南瓜是含有β-胡萝卜素的黄绿色蔬菜的代表。含有丰富的维生素C和膳食纤维，因此能够在一定程度上预防癌症，皮内含有的胡萝卜素是果肉的5倍。

▶ 大蒜

　　维生素A、维生素C以及硒的含量非常丰富，有很好的抗氧化作用。特别是可以防止类脂体（由脂肪物质组成）的氧化过程，帮助身体排出过氧化氢等过氧化物，还能"抓住"重金属并促使其排出体外。长期食用可降低患胃癌、大肠癌、肺癌、食道癌的风险。

▶ 洋葱

　　人们在切洋葱的时候常常会被其散发出来的一种气味呛得直掉眼泪，这物质正是硫化烯丙基，它具有抑制癌症的作用。洋葱还含有在预防癌症方面很有效果的硒元素。一天一个洋葱，轻松预防癌症。

感冒

预防流行性感冒很关键

感冒的初期症状主要表现为打喷嚏、流鼻涕、发热、头痛、身痛、头脑不清醒、浑浑噩噩等不适。通常是在感染病毒24～36小时之后发作，严重的情况下炎症会由鼻子和咽喉开始向气管和肺部蔓延，导致咽喉炎、肺炎等炎症。至今还没有研制出完全有效的抗病毒剂，主要还是依靠西方医学上的退热药、止咳剂等。

由感冒引起的发热是身体对抗病毒入侵的一种反应，是将病毒驱逐出体内的一种防卫反应，体温升高的话，热的力量也可以杀死部分病毒。发汗可以祛邪外出，将病毒驱赶出体外，因此，用发汗的方法来治愈感冒从很早就开始流行了。如果在还有体力的情况下，在全身微微出汗之后擦去汗液，换上干净的衣服，然后舒舒服服地睡上一觉，就可以减轻感冒的症状了。当然还要记得及时补充足够的水分。发汗疗法虽好，但却不适用于那些重症患者或体质瘦弱的人，比如老人和儿童。发汗太过的话会比较危险，所以一定要小心。

在感冒肆意流行的时期，预防很关键。感冒病毒喜干燥，常会附着在干燥的鼻子或咽喉等黏膜上进行繁殖，所以平时要防止房屋内过于干燥，可通过加湿器等方法来保持房间的湿度。疲劳、睡眠不足、营养不良的时候体力就会下降，免疫力也会因此降低，这个时候病毒很容易侵入体内，并进行感染，导致病症出现，所以一定要保持良好的生活习惯。

主治植物

甘草

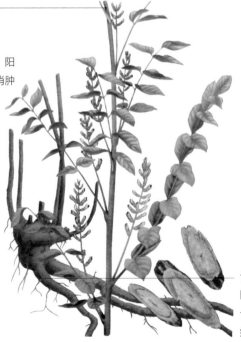

甘草头
生用能行足厥阴、阳明二经的淤滞，消肿解毒。

- 释名：蜜甘、蜜草、美草、灵通、国老
- 性味：味甘，性平，无毒

❶ 其他主治食物

金橘、柿子、大蒜、陈皮、生姜等。

甘草根
除五脏六腑寒热邪气，强筋骨，长肌肉，倍气力。生肌，解毒，疗金疮痈肿。

成品图

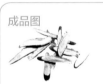

分类：
草部/山草类

成熟期：8月

1	2	3	4	5	6

7	8	9	10	11	12

防治要点

预防感冒就要适当摄取具有强化黏膜作用的食物，注意避免干燥。不小心患上感冒之后，最有效的疗法当属发汗疗法。

基本食物疗法

要最终治愈感冒，关键还是要靠个人的抵抗力和愈合能力。要提高自身抵抗力，就要避免给胃肠、肝脏、肾脏等增加负担。据说以前，人们在感冒的时候食用动物蛋白来提高自身的体力，实际上这是不科学的。因为，要代谢这些动物性蛋白所需的能量很大，所以通常就会导致相反的结果出现。我们建议大家食用既可以补充能量又不会增加身体负担的葛根粉糕，以及可以保持体温正常的加入大葱的糙米粥。除此之外，韭菜大酱汤杂烩等也是感冒时较为适合的餐饮。

没有食欲或是咳嗽较为严重的时候，可以饮用加入莲藕的糙米汤；每天少量的大蒜酱汤也可以预防感冒。

● 葛根粉糖糕　感冒之后的营养补给

葛根粉糖糕滋养性高，能够净化血液，保持体温，适合在感冒时食用，而且也不会给胃肠带来负担。

● 加入大葱的生姜糙米粥　用杀菌的方法来预防感冒

具有杀菌作用、可强化黏膜的大葱，再配上同样具有杀菌作用且能促进发汗的生姜糙米粥，不仅适用于感冒发病期间，在预防感冒上也有很不错的效果。

制作方法（2人份）：

① 糙米1/3杯，洗净、浸泡一晚。

② 大葱2根，取葱白部分，切成小段。

③ 把①倒入砂锅中，加水2/3杯，盐1/4小匙，盖上锅盖，中火加热。

④ 当锅盖缝隙里有蒸汽开始冒出来时将火调大，水开之后用文火慢熬1小时，小心溢锅。

⑤ 在④中加入②，然后加入切成末的生姜5克，中火煮沸后，从火上取下来，反复搅拌。

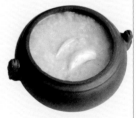
糙米粥

● 韭菜酱汤杂烩　温热美味

能增强身体抵抗力的韭菜，油炸后加入生姜，制成美味的大酱汤杂烩，有温热效果。

制作方法（2人份）：

① 油炸韭菜2片，纵向切开。

② 将锅加热，放进炸过的韭菜干炒，再加入5片已经切碎的韭菜一起炒。

③ 海带汤汁2杯，糙米饭1杯，煮沸后加入30克豆瓣酱，用文火煮20分钟，之后再蒸10分钟。

④ 加入少量生姜末搅拌均匀。

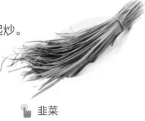

👆 韭菜

● 糙米煎汁　中医思想与糙米的融合

中医经常使用陈皮和干柿子，外加滋养程度很高的糙米来治疗感冒。糙米在补充身体所需营养的同时还可以帮助内脏得到充分休息，促进治愈感冒。如果一味食用糙米的话会导致体力下降，所以应当限制在2日之内。

制作方法（一日用量）：

糙米 1/4 杯，炒至颜色变成浅咖啡为止，陈皮约新鲜橘子剥下皮的一半那么多（如果没有的话可用 2 ~ 3 片的生姜代替），外加一个干柿子，加水 600 毫升，熬至剩余水量为 400 毫升为止。分 3 次，温热后饮用。

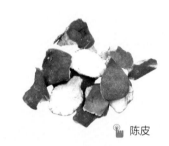

👆 陈皮

● 加入莲藕的糙米汤　有效防止炎症的蔓延

莲藕对支气管很有益处，所以在熬制糙米汤的时候适当加入一些莲藕可以防止炎症从上呼吸道（鼻、喉）处向气管和支气管处蔓延。这种方法适用于感冒初期，另外对咳嗽较为严重时也能起到一定的抑制作用。

制作方法（2人份）：

① 糙米1/2杯，用拧干的湿布包好，之后倒进已经加热的锅中翻炒，中小火炒至颜色变成比浅咖啡略深为止。莲藕50克切碎。

② 把①以及2/3杯的水倒入锅中，中火加热，待水沸腾以后换文火煮30分钟左右。

③ 在②中加入1/2小匙的生姜汁，加少许盐调味。

● 大蒜酱汤　预防感冒

大蒜不仅是预防感冒的良药，也是强身健体的优良食材，建议每次吃饭时食用1~2粒。腌制大蒜的酱汤也不要浪费。

制作方法（2人份）：

① 大蒜7~8挂，去皮后掰瓣。

② 取搪瓷或是玻璃的容器，加入1千克的豆瓣酱，把①放进去腌制，至阴暗处可保存2~3个月。

● 萝卜泥汤 简单的发汗疗法

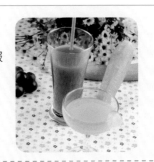

发汗疗法中，最正统的当数萝卜泥汤。饮用后多穿几件衣服睡觉的话，就很容易出汗，从而达到退热的目的。

制作方法：

① 萝卜泥3大匙，加生姜少许，酱油1大匙。

② 加入热水300毫升，搅拌均匀后一次性饮用完毕。

● 加入葱蒜的梅干汤 不仅要发汗，还要杀灭咽喉和肠道内的病菌

大蒜具有为咽喉和肠道消毒的作用，大葱具有发汗和杀菌的作用。饮用葱蒜梅干汤之后，多穿几件衣服睡觉的话就会有很好的发汗和治疗效果。

制作方法：

① 将一片大蒜用擦菜板擦碎，取10厘米左右的葱段切成细丝，梅干一个，分成两半去核。

② 茶杯用热水温热以后，把①加进去，然后浇入刚煮好的浓粗茶，盖上盖子焖5分钟以后即可饮用。

● 忍冬煎汁 多出汗多排尿来改善感冒

大量排汗和排尿的过程中，感冒的症状就会逐步减轻。

用忍冬（在中国，金银花的药用部位为忍冬的花）煎汁服用可促进排汗、排尿，中药店里有售。该方法对流行感冒同样有效，用汁漱口，可以改善咽喉肿痛。

制作方法：

取阴干数日后的 10 克忍冬，加入 600 毫升的水，熬汁一半之后即可饮用，饭后饮用。

🪣 日本民间疗法

▶ 金橘茶 针对感冒的所有症状

对发热、头痛、恶寒、咳嗽、咽喉痛等所有的感冒症状都有不错的效果。金橘焙烤以后，倒入茶碗中，注入刚煮沸的粗茶，趁热饮用。饮茶后建议将剩下的金橘也一起服用。

▶ 干柿子茶 清痰

中医上把干柿子皮表面的一层白白的粉末称作柿子霜，经常被用来制成感冒药。

把干柿子放入茶杯中，注入刚煮沸的粗茶，趁热饮用。在化痰方面效果明显，适用于感冒初期咳嗽痰多。

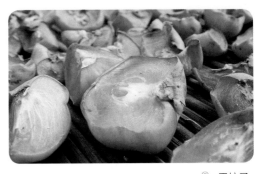

👆 干柿子

▶ 大蒜、陈皮、生姜焙烤
适用于感冒初期的预防

所谓焙烤，就是在搪瓷锅或者砂锅这类容器中放入食材，然后盖上盖子文火干烤1～2个小时。等不再冒烟，也不再有气味散发的时候就可以了，冷却后倒入研钵中研末。

分别制作大蒜、陈皮、生姜的焙烤，然后以4：3：3的比例倒入研钵，混合后均匀研磨。研成细粉以后加入白开水冲服，一日3次，冲泡量以半勺为宜。如果有扁桃体肿大，可将梅干焙烤后研磨，然后用吸管吸到嗓子里，一日数次，吸的时候小心呛着。坚持几次，肿胀和发热的症状就会得到明显缓解。

▶ 地龙疗法 退热

干蚯蚓在中药店里称"地龙"，地龙能够帮助治愈缠人的发热症状。具体方法是：地龙20克，加水500毫升，熬至水剩下一半时再加入500毫升水，再熬至剩下一半时即可。第一次服用一半，剩下的一半到第二天早晨饮用。对付一般的感冒，只需选用地龙10克，按照同样的方法煎熬，一天分3次饮用。

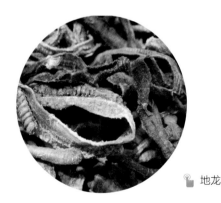

🖐 地龙

▶ 湿敷疗法
治愈感冒很有效

将生姜捣成泥或者切成薄片放入水中，加入少许盐放在火上煮。用毛巾浸姜汤放在胸口热敷，毛巾变凉以后再重新浸汤，反复热敷。注意避免烫伤。也可将芋头放在汤中暖热，之后用毛巾包好敷在胸口处，同样有效。

发热的时候用冰块敷额头，反而会导致热向体内扩散，延缓退热的过程。而若用豆腐或蔬菜则可以很轻松快捷地达到退热的效果。用纱布包住豆腐，轻轻挤压，排出其中的水分后同小麦粉混合，然后均匀摊开敷在头部，厚度大约为2厘米。也可将多片萝卜或芜菁叶贴在头的前后，一小时后取下。多余的热量豆腐和叶子吸收后，很轻松地就退热了。

对付咽喉肿痛最有效的办法就是芋头湿敷法。大量生姜捣碎，用纱布包好，放在咽喉处，也可以缓解咽喉痛。

头痛的话可以使用苹果湿敷法。把苹果切碎后用纱布包好敷在额头处即可。

特别提示

如何预防流行性感冒？

感冒一般都是从鼻子或咽喉等上呼吸道开始发作。在感冒流行时期，要有意识地食用有色蔬菜，比如具有强化黏膜作用的南瓜、大蒜、春菊、小白菜等。每天食用维生素 C 含量丰富的柑橘，也可以在一定程度上预防感冒发生。

外出的时候，携带一些稀释了 30 倍的咸梅汁漱口，可以起到很好的杀菌作用。

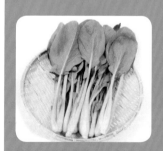

🖐 小松菜

也可用干布擦拭皮肤，直至皮肤发红为止。菔菜叶熬汁，至叶子变黑即可饮用，建议经常饮用。

骨质疏松症多见于女性

人体大约有200块骨头（206块）来支撑我们的身体、保护我们的脏器。如果骨架结构出现空洞，骨质变脆的话就是所谓的骨质疏松症，之后脊柱和四肢骨，特别是大腿骨根部就很容易出现骨折。

骨骼主要是由钙构成的。如果我们生活在一个钙摄取量不足的环境中，就容易出现骨质疏松症。

骨质疏松症多见于女性。女性的骨骼相对较细，本来积蓄的钙元素含量就偏少。闭经后，原本具有防止钙元素排出的激素分泌量下降，这样会导致体内的钙元素更加容易从体内流失。

🧰 防治要点

骨质疏松的人容易骨折，甚至无法行走。为了防止骨质疏松症的出现，特别要注意多吃一些钙含量高的食材。

主治植物

淫羊藿

淫羊藿叶
治阴萎绝伤，阴茎疼痛。

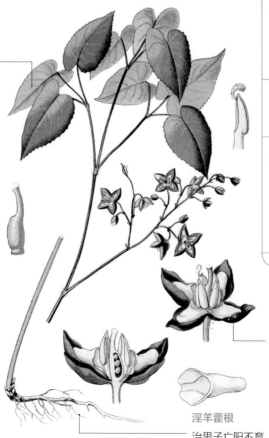

- 释名：仙灵脾、放杖草、弃杖草、千两金、干鸡筋、黄连祖、三枝九叶草、刚前
- 性味：味辛，性寒，无毒

❗ 其他主治食物

沙丁鱼、带鱼、樱花虾、羊栖菜、裙带菜、海带、坚果、大豆、小松菜、菠菜、青梗菜、春菊、菜花等。

成品图

分类：
草部/山草类

成熟期：5~6月

1	2	3	4	⑤	⑥

7	8	9	10	11	12

淫羊藿花
能利小便，益气力，强志。

淫羊藿根
治男子亡阳不育，女子亡阴不孕。

每天有意识地食用一些钙元素含量较为丰富的食物是很有必要的。钙元素含量较多的食物主要有沙丁鱼、带鱼、小沙丁鱼、鱼干、杂鱼干、樱花虾、羊栖菜、裙带菜、坚果类食品等。

除此之外，咸鲑鱼头是食物养生界中最为贵重的钙质来源。沙丁鱼等青背鱼类，在烹饪的时候可以加入少量的醋来促进钙质的吸收。当然，加入梅干也是很不错的选择。小松菜、菠菜、青梗菜、春菊、菜花等有色蔬菜中叶含有丰富的钙物质。芝麻中的钙含量也不少，如果制成芝麻油食用，吸收率会更高。

在物理性的负荷下，骨细胞活化，骨量才会增加。肌肉受到负荷的情况下也可以导致骨量增加。

因此，如果长期缺乏运动，骨量以及骨的密度都会减弱，骨头就会脆化。为了保证骨骼的强度，适当而有效的运动是不可缺少的，适当的光照也是很重要的。维生素D是钙元素在吸收过程中必不可少的，适当的紫外线照射有助于体内维生素D的生成。另外，动物肝脏中含有大量的维生素D，为了避免骨质疏松症，建议大家平时多食用动物肝脏。

维生素K能够活化具有调节骨质钙化功能的蛋白质，从而促进骨骼的发育和形成，多见于纳豆中。

食品添加剂中含有的磷元素会将钙质排出体外，所以要尽量避免食用含有食品添加剂的加工食品。

● 咸鲑鱼头熬汤 含钙量高

咸鲑鱼头部的含钙量非常高。加入大豆一起煮，可以帮助软化咸鲑鱼头。

制作方法（容易制作的分量）：

① 大豆1杯并加入3倍的水，然后将半个咸鲑鱼头在浓度为2%的食盐水中浸泡一晚。

② 咸鲑鱼头切成3～4厘米的大块。

③ 将大豆和浸泡大豆的汤水一并倒入锅中加热，沸腾以后改用小火。煮烂以后，把②捞出去，再用中火炖2～3个小时，最后再加入1/2大匙的酱油调味即可。

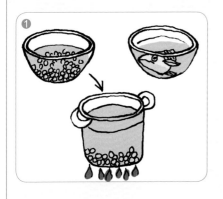

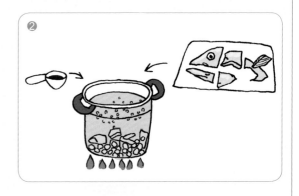

找到神经痛的原因至关重要

感觉神经在没有外界刺激的条件下而感到的疼痛叫作神经痛，常见的有三叉神经痛、肋间神经痛、坐骨神经痛等。头部和面部发生的神经痛多为三叉神经痛，剧烈的疼痛发生在额头、眼睛周围、脸颊、下颚等部位，时间从数秒到数分钟不等。随着呼吸和咳嗽痛感会更加强烈。可以说是神经痛的代表，坐骨神经痛是指腰部、臀部、下肢外侧或后侧有痛感。

神经痛并非疾病而是一种症状。因此在缓解痛感的同时找到神经痛的原因就显得至关重要了，坐骨神经痛大部分原因是腰椎间盘突出造成的，除此之外，压迫神经、血管不畅、带状疱疹、肿瘤等原因也可引起神经痛。

 防治要点

韭菜和大蒜都是暖身的食材，艾草汤和梅酒的湿敷都有利于促进血液循**环。**

主治植物

王不留行

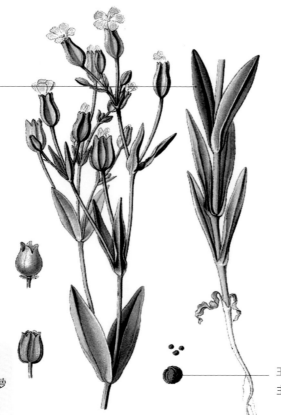

王不留行叶
主金疮止血。

- 释名：禁宫花、剪金
  花、金盏银台
- 性味：味苦，性平，
  无毒

❗ 其他主治食物

韭菜、大蒜、萝卜、薏米、南瓜、葱、梅子等。

王不留行籽
主逐痛出刺，除风痹内寒。

成品图

分类：

草部/隰草类

成熟期：6~8月

| 1 | 2 | 3 | 4 | 5 | ⑥ |
| 7 | 8 | 9 | 10 | 11 | 12 |

长期食用韭菜暖身，对减轻神经痛有很好的效果。每天吃两瓣大蒜，能有效改善血液循环。富含柠檬酸的各种食物能促进燃烧体内酸性废弃物，祛除疼痛根源。另外，每天要使用优质油进餐，尽量摄取食用油，芝麻油拌菜以及一些简单制作的凉拌食品，对缓减神经痛的发作都有好处。

● 芝麻油拌菜　定期摄取植物油

制作方法：

① 准备萝卜泥一份，加入等量的酱油。

② 将①拌匀后加入2～3匙的芝麻油，加入一小把干制鲣鱼后搅拌均匀，即可食用。

日本民间疗法

▶ 日本扁柏疗法　改善血液循环

　　取10克干燥的扁柏叶，倒入600毫升水中煎至一半分量，作为1日量饮用，能促进血液循环，缓解神经痛。另外，将扁柏叶和树皮放在大锅中熬30分钟后将水冷却到合适的温度，用刷子涂于患部也有效果，注意不要烫伤。

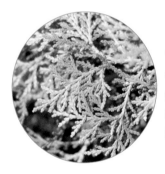

　　扁柏树皮中含有的树脂对治疗神经痛有效，其提炼的精油有放松精神的效果。

▶ 松叶疗法　内服外用缓解神经痛

　　α-蒎稀、樟脑萜等精油都有放松神经、镇痛以及促进血液循环的效果，以此来缓解神经痛。选用新鲜的松叶10～15克（或干叶5克），放入600毫升水煮至一半分量后，将叶子滤去，一天分2～3次饮用。

　　松叶不仅内服有效，外用也很有效果。将煮过的松叶放在研钵中捣碎，涂抹在疼痛部位，盖上油纸后再贴敷上煮过的芋头保温。松叶可以选用生长在海边的黑松，也可以使用生长在山间平原的红松。

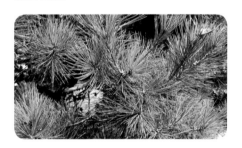

　松叶

▶ 薏米粉
改善血液循环，具有镇痛作用

　　取干燥的薏米干炒后，用研钵捣碎。每天取2～4克粉末用白开水冲服，具有改善血液循环、镇痛的效果。

▶ 南瓜湿敷　缓解肋间神经痛

　　南瓜湿敷不仅能缓解肋间神经痛的痛感，还有良好的消炎作用。

【制作方法】

❶ 准备一个南瓜切成适当大小的块状，然后放在蒸笼中蒸熟。然后用研钵捣碎成黏稠状，涂抹在纱布上，贴附在患处，注意温度，避免被烫伤。

❷ 变凉后再次更换，一天2～3次。

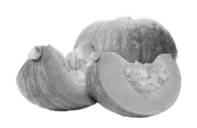

▶ 葱和醋的湿敷　*缓减痛感*

将500毫升醋倒入锅中，煮开后将半根葱的葱白部分切碎倒入锅中，然后再次煮开，将纱布浸泡在汤汁中，拧干，然后贴附在疼痛部位，注意温度，避免烫伤。

▶ 艾草水　*放松精神，缓解痛感*

从皮肤表面将有效成分渗透到体内，缓解神经痛和风湿病的痛感。其精油的香味也有非常明显的放松神经的效果。将干燥的艾草100克放入锅中，加入适量的水后熬煮20分钟，然后倒入洗澡水中，或者装入木棉袋中待水煮开后再放入。

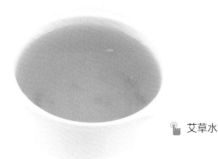

🖐 艾草水

▶ 生姜湿敷＋芋头湿敷
缓解痛感的根本

用生姜湿敷将疼痛部位焐暖，然后用指尖蘸取芝麻油涂抹于患处，再将芋头湿敷在患处上面。

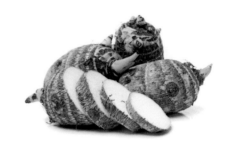

🖐 芋头

▶ 梅酒湿敷　*针对痛感*

将不加冰糖的梅酒外敷于神经痛的部位。

【制作方法】

❶ 准备300克青梅洗净，擦去水分，用竹签子取出核。

❷ 将青梅装入广口瓶中，加入720毫升的烧酒，存放在阴凉处3个月左右，放至呈黄褐色。

❸ 将纱布浸泡在梅酒中，然后贴附在疼痛部位即可。

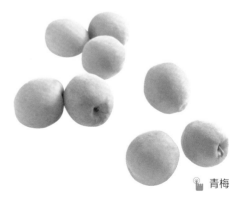

🖐 青梅

支气管炎

支气管炎分为急性和慢性两种

支气管炎即指支气管黏膜发生炎症，分为急性和慢性两种。急性支气管炎一般由感冒和流行性感冒引起，伴有咳痰或干咳，同时前胸内侧有疼痛感。一般冬天到户外，夏天到有空调的地方，或从温暖的地方突然到寒冷的地方，都会引起剧烈的咳嗽。炎症加重的话，痰就会变多，开始时是较少量的黏痰，之后变为黄色脓痰，再之后会出现很多褐色像脓一样的痰。随着炎症在细支气管（支气管较细部位）的扩散，身体的无力感和发热感会更明显，哮喘也会变得更严重。慢性支气管炎一般是一年内，三个月以上，咳嗽和痰的症状一直存在，而不怎么发热。吸烟为主要诱因，灰尘、被污染的空气等环境污染的原因也可造成。不及时治疗，可能会发展为支气管扩张、肺气肿，或者心脏衰竭等疾病。

防治要点

支气管炎患者要多食用一些能够强化黏膜组织、缓解导致咳嗽和痰的黏膜炎症的食材。

主治植物

百合

百合花
主治咳嗽气喘，痰中带血，咽喉燥痛。

• 释名：强瞿、番韭、山丹、倒仙
• 性味：味甘，性平，无毒

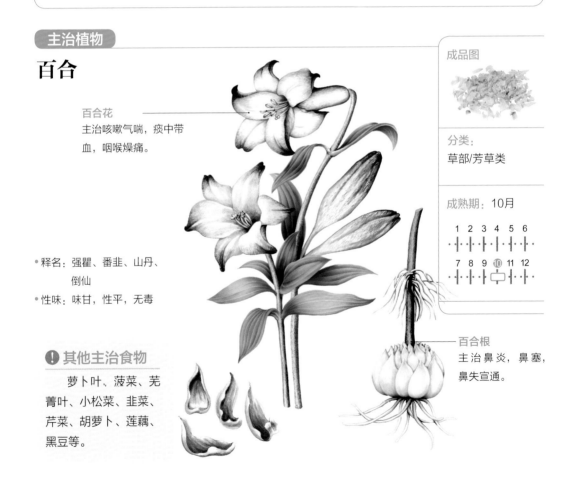

成品图

分类：
草部/芳草类

成熟期：10月

1	2	3	4	5	6
7	8	9	⑩	11	12

百合根
主治鼻炎，鼻塞，鼻失宣通。

其他主治食物

萝卜叶、菠菜、芜菁叶、小松菜、韭菜、芹菜、胡萝卜、莲藕、黑豆等。

基本食物疗法

因为支气管炎是黏膜的炎症，所以平时要尽量摄取富含强化黏膜组织的维生素A的食物，萝卜叶、菠菜、芜菁叶、小松菜、韭菜、芹菜、胡萝卜叶等食物都富含维生素A。胡萝卜因为具有强化黏膜组织和增强身体免疫力的作用，弄碎吃或者直接吃都可以。常喝放有香菇和莲藕的糙米粥，不要加盐，对解热有良好的功效。

日本民间疗法

▶ 莲藕汁 剧烈咳嗽时饮用

无法止咳，胸部疼痛时，用擦菜板将莲藕擦碎后饮用藕汁。

【制作方法（一次分量）】

准备 2～3 大匙莲藕泥，生姜泥大约准备相当于莲藕的 1/10，用热水 100 毫升将莲藕和生姜搅拌均匀，每天饮用几次。

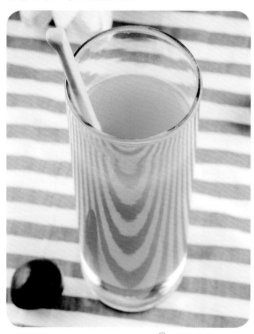

🖐 生姜莲藕汁

▶ 油腌银杏（白果）

暖肺，有效治疗咳嗽和咳痰

银杏对治疗咳嗽和咳痰非常有效，中国的古代医书《本草纲目》中记载：银杏有暖肺之功效。成人每天大约吃3颗，孩子每天吃2颗即可有效预防咳嗽。

【制作方法】

❶将鲜银杏的壳剥去，平底锅中干炒，去薄皮。

❷将处理好的银杏煮开消毒后，擦干水，将银杏放入广口瓶中，倒入刚好浸没全部银杏的芝麻油。

❸密封后存于阴凉处，三个月开封食用。

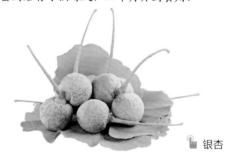

🖐 银杏

▶ 萝卜糖 解肺热

因为萝卜有解肺热功效，所以很久以前就作为止咳药使用。

【制作方法（一次的分量）】

❶将萝卜切成3厘米长的片状，共5～6片，放入一个带盖子的容器中，然后倒入蜂蜜，刚好浸没萝卜，放置一晚。

②第二天早上，萝卜枯萎了，将汁液搅拌均匀，每次饮用两小匙。

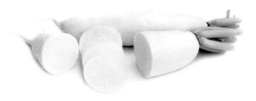

☞ 白萝卜

▶ 梅酒湿敷 针对咳嗽、咽喉疼痛

咳嗽或咽喉疼痛的时候，可以使用梅酒湿敷。将纱布浸泡在梅酒中，湿敷在咽喉、胸部、后背。

▶ 芥末湿敷 改善血液循环

用热水将芥末溶解，然后将毛巾浸泡在热水中，取出，贴附在胸部、后背。在上面再放一条干毛巾，放置5～10分钟，等到皮肤变红后马上拿下来，擦去痕迹。因为作用很强，所以尽量不要贴附时间过长。

▶ 生姜湿敷+芋头湿敷
针对胸部疼痛

胸部疼痛时候，不仅是胸部，背部也可以用生姜湿敷和芋头湿敷。

▶ 杏仁煎汤 针对咽喉肿胀，疼痛

不仅对咽喉肿痛和疼痛有效，也有润肺化痰之功效。

【制作方法】

取杏仁晒干后，准备5～6克用40毫升水煎至一半分量，一天分为几次饮用。

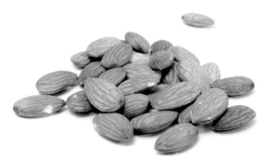

☞ 杏仁

▶ 黑豆煎汤 止咳的特效药

黑豆中含有皂角苷，这种物质不仅有止咳的功效，也能治疗声音嘶哑。一天饮用数次。

【制作方法（一日用量）】

准备2大匙黑豆，用360毫升水煎熬20分钟，然后将煎汤喝下。

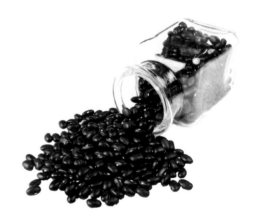

☞ 黑豆

痛风症状恶化会导致其他疾病

　　一旦患上痛风，主要症状是大脚趾根部，还有脚腕、膝盖、手腕等部位开始疼痛，因此容易被认为是关节炎的一种。痛风主要是因为尿酸的代谢不畅。尿酸是体内废弃物的一种，一旦异常增加就会形成尿酸结晶，沉积在关节部位，引起伴随疼痛的炎症。

　　痛风早期，入夜后，大脚趾和其他关节疼痛发热，第二天关节疼痛会减轻，到晚上再次疼起来，这样连续数日，不久症状消失，数月后或者一到两年后再次疼痛起来，然后再次消失。这期间，发生疼痛的间隔越来越短，疼痛的时间越来越长，这就是慢性痛风。脚上的关节、肘部、膝盖、手部关节等，以及其他关节和肌腱也被侵蚀，形成痛风关节，即在患部形成特有的硬块，更甚者关节会发生变形，粘连在一起导致无法活动。病情恶化的话，昼夜都会感到疼痛，如果不治疗、放任不管，很有可能引起心脑血管循环不畅、肾结石等疾病。

　　引起痛风有遗传性的因素，而美食（尤其是高热量的食物）和酒精摄取过多则是其主要原因。中年以上的男性为多发患者。

➕ 防治要点

> 　　痛风是因为血液中尿酸代谢不畅，应控制美食和酒精的过度摄入，通过栀子、生姜泡浴可以缓解症状。

主治植物

杜仲

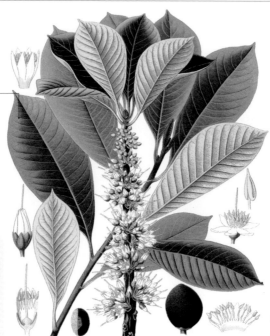

杜仲叶
壮筋骨，强意志。

- 释名：思仲、思仙、木绵
- 性味：味辛，性平，无毒

⬇ 其他主治食物

菠菜、萝卜、生姜、羊栖菜、裙带菜、土豆、芋头、番薯等。

杜仲皮
治腰膝痛，益精气。

成品图

分类：
果部/乔木类

成熟期：8~10月

1	2	3	4	5	6
7	8	9	10	11	12

尿酸是人体内一种叫作嘌呤的蛋白质在分解过程中形成的物质，通常是可以从肾脏排出体外的。一旦尿酸不能从肾脏完全排出的话，就会残留在血液中，当尿酸在体内异常增加时就会引起痛风。嘌呤体是动物性食物，动物内脏（尤其是肝）、墨鱼、带鱼、沙丁鱼、虾等食物中富含嘌呤。酒精会使血液氧化，容易形成尿酸结晶。

当血液偏酸性时，尿酸的溶解度非常低；当偏碱性时，尿酸的溶解度则会升高。所以，如果过多食用碱性食物，就会使尿酸处于易溶解的状态，促进其排出体外。如羊栖菜、海带等海藻类食物，土豆、番薯等薯类食物，菠菜等是代表性的碱性食物。同时还要摄取大量水分。以糙米和粗粮为主食也被称为是治疗痛风的良方。

日本民间疗法

▶ 栀子疗法 治疗痛风的基本

治疗痛风最常使用的就是栀子。具有良好的消炎作用和止疼作用，内服和外敷都对痛风引起的疼痛和肿胀有很好的疗效。内服准备15克干燥的栀子用600毫升水熬煮到一半分量，将剩下的汤汁一天分为三次饭前饮用；外敷，准备10克栀子用研钵捣碎，用水或者蛋清加面粉搅拌到同耳垂差不多的硬度后，贴敷于患处。将栀子烘烤后的疗效也不错，将干燥的栀子用铝箔包起来后用煎锅烘烤到焦黑，每天大约服用2克。

▶ 忍冬茶 消炎止痛

忍冬具有消炎止痛的功效，还有净化血液的作用，所以能促进尿酸的排泄。将忍冬的茎部和叶子晒干，每天准备15克，用600克水熬煮到剩余一半量时饮用，效果颇佳。金银花中药名为"忍冬"，在中药店可以买到。将煮过后放进洗澡水中入浴，效果很好。

▶ 萝卜泥涂敷、湿敷 缓解疼痛

将萝卜擦碎成泥，涂于患部，或者湿敷可以缓解疼痛。如果加入少量的盐和牛姜汁效果会更加明显。

▶ 结球甘蓝湿敷 缓解疼痛

剥下结球甘蓝的叶子，用熨斗熨烫至柔软，然后将数片叶子叠在一起贴附在关节疼痛部位，有助于缓解疼痛。

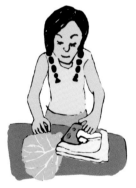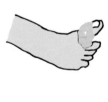

切成适当的大小贴附在患病部位，缓解疼痛。

▶ 生姜水 减少夜间疼痛

生姜水能有效防止或者减轻痛风的发作。准备适量的生姜（阴干至非常干燥），切碎后放进木棉袋中，用水煮开，然后放进浴盆中，进行半身浴效果颇佳。

胆结石分为胆固醇结石和胆红素结石

人体在分解脂肪时所需的胆汁是由肝脏分泌，经过胆道（胆囊、胆管）进入十二指肠中，而胆结石就是胆汁中的成分凝结的硬块（结石），堆积在胆囊和胆管形成的疾病。

胆结石大致分为胆汁中胆固醇含量过高引起的胆固醇结石和胆汁中胆红素和钙质结合形成的胆红素结石。以前胆红素结石比较多，但是现在胆固醇结石在逐年增加。胆固醇结石正如其名，是由于摄取胆固醇过多造成的，被普遍认为是生活方式欧美化的结果。

胆结石的症状为上腹部突然疼痛，疼痛多在饭后出现，疼痛从右肩到背部呈放射状，冒冷汗，呕吐频繁，发热，有时会出现38～40℃的高烧，情况严重，会出现黄疸。

女性患胆结石概率较男性偏高。另外，年龄越大越容易患该病。

✚ 防治要点

伴有剧烈疼痛的胆石症，应控制摄入胆固醇过高的食物，经常喝水，食用烤鲷鱼头有助于排出结石。

主治植物

柴胡

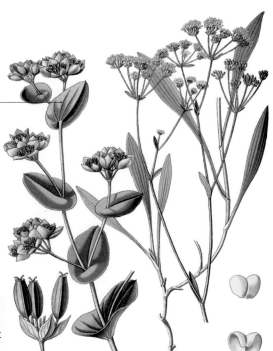

柴胡
主心腹疾病，祛胃肠中结气，及饮食积聚，并能除寒热邪气，推陈致新。

* 释名：地薰、芸蒿、山菜、茹草
* 性味：味苦，性平，无毒

❗ 其他主治食物
萝卜、洋葱、芋头、梅子、芥末等。

成品图

分类：
草部/山草类

成熟期：2月、6月

1	2	3	4	5	6
7	8	9	10	11	12

生长环境：
自然环境

摄取过多的脂肪会引起胆道功能活跃，导致发病率增高。为避免发病，应尽量控制含脂肪较多的饭菜。天妇罗、鳗鱼等都是容易引起发病的食物。另外，含有胆固醇较多的蛋黄、肝等食物也应该尽量少摄入。对于排出结石，生食萝卜和洋葱效果较好。如果结石较小的话，食用萝卜泥以及进行指压就可以治愈。梅干能有效防止胆结石的形成和增大，因此最好每天食用。据称，芋头有促进排出结石的作用。

膳食纤维可以降低胆汁内胆固醇的含量，因此适宜多食用含植物纤维较多的食物。断食疗法也非常有效。

一旦发生疼痛，应该躺在床上安心静养，断食一天。用盐水浸泡芋头，稍稍加热，然后用毛巾包好放在肝脏部位的皮肤上。另外，饮用梅子生姜粗茶有助于缓解疼痛。剧烈疼痛时用芥末湿敷，然后再施以热敷。

日本民间疗法

▶ 精制梅干，梅子生姜粗茶
缓解疼痛

胆石症发病时，每次吃1克精制梅干可以缓解疼痛。梅子生姜粗茶也有缓解疼痛的效果，准备梅干一颗，少许生姜泥，用粗茶冲服。

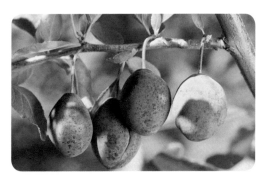
梅子

▶ 海萝浓汤　止痛促进结石排出

海萝浓汤能够止胆结石疼痛。准备1/2个海萝，用400毫升水熬煮到一半分量，作为1日量分为2～3次服用。使用干海萝时，将海萝碾成粉末后，用水煎成汤汁服用。另外，还可将海萝放入大酱汤每天服用，有助于胆结石排出。

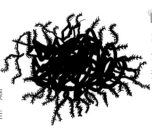
☝ 海萝，生长在波涛汹涌的海边岩石上，主要成分海萝素对治疗胆石症有效。

▶ 决明子+艾草+萝卜干煎汤
促进结石排出

准备决明子20克，艾草10克，萝卜干40克煎服。可以缓解疼痛，促进结石排出。

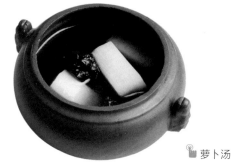
☝ 萝卜汤

▶ 烘烤鲷鱼头
对胆结石和肾结石都有效

烘烤鲷鱼头骨后研成粉末，每日服用1/3茶匙，不仅对胆结石有效，对肾结石同样有效。

【制作方法】

❶将鲷鱼头炖烂，取出头骨。

❷用铝箔纸包好鱼头骨，尽量避免接触空气。用煎锅烘烤。

❸用研钵将鱼头骨研碎。

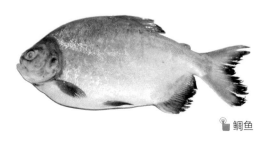

👆鲷鱼

▶ 莲藕糖　自古流传的偏方

将莲藕擦碎，用小火煎煮到黏稠状。早晚两次，每次服用一大匙。这是自古流传的治疗胆石症的方法。

▶ 玉米须汤　促进胆汁分泌

玉米须能缓解胆汁淤滞，中药店有售。

【制作方法（一日用量）】

❶将玉米须阴干，放入干燥的瓶子中保存。

❷准备玉米须30克，用600毫升水熬煮到一半的分量，分3次饮用。

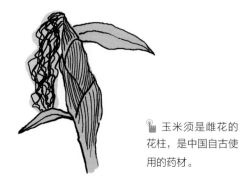

👆玉米须是雌花的花柱，是中国自古使用的药材。

▶ 药用蒲公英茶
改善易形成胆结石的体质

蒲公英的药用部位为全草，能够改善容易形

成胆结石的体质。

【制作方法（一日用量）】

每天准备50～60克蒲公英，用600克水煎服。

▶ 芥末湿敷　促进胆结石的排出

准备西式芥末（日式也可）溶于大约同等量温水中，搅拌成泥状涂抹在疼痛部位，约10分钟后会出现麻痹感觉，受到刺激皮肤变红就是产生效果的证据，如果一直加重就马上取下，然后用温水擦净。长时间贴附会导致皮肤起水泡，所以尽量不要贴附太久。将芥末用温水擦去后，用芋头湿敷温暖患处。

特别提示

尿路结石：

尿路可以理解为包括肾脏、膀胱、尿道在内的所有排尿通道的总称。在通道中发生结石称为尿路结石。尿液中溶有各种钙质（草酸钙、尿酸钙等），这些钙类凝结成块就形成了结石。根据结石部位的不同，分别称为肾结石、输尿管结石、膀胱结石、尿道结石。20～50岁男性为多发患者，大约是女性发病率的2～3倍。小的结石会随着尿液排出体外，增大之后无法排出刺激所在部位神经就会引起疼痛。痛感从侧腹牵涉到下腹部或经过侧背到肩胛骨方向，甚者会到外阴部，多伴有冷汗、恶心、呕吐、血尿等症状。过多食用动物性食品造成尿液中钙质增加，容易形成结石。另外，喜欢吃中、西餐中脂肪较多的食物、生鱼片、天妇罗等也容易患此病。结石一般可随尿液排出，所以平时要多喝水。

治疗尿路结石的各种疗法：

饮用榨柠檬汁可以溶解结石；每天煎服5～10克玉米须，或者每天代茶饮用；将蕺菜茶熬至发黑持续饮用，有助于排出尿路结石。焦烤香菇对于尿路结石和肾结石非常有效，将香菇用铝箔包好，再用煎锅烘烤至焦黑，用研钵捣碎，每天2次，一次2克，用热水或者凉白开送服。

低血压

低血压可以提示机体存在其他疾病

低血压是指高压低于90mmHg（日本的指标为100mmHg），低压低于60mmHg，主要症状为容易疲惫、肩膀酸痛、头晕、头疼、耳鸣、食欲不振、手脚冰凉、便秘等，女性还可能会出现月经不调。另外，低血压患者苦夏的原因是气温升高后，血管扩张，导致血压更低。

低血压多为体质所致，这种称为原发性低血压。血压容易受到遗传的影响，如果父母都是低血压患者，患低血压的概率会很高。同高血压不同，低血压本身并不会影响心脏、血管以及大脑，反而长寿者并不在少数。但是，低血压也作为继发症，还可以提示机体存在其他疾病。哮喘、胃下垂、胃溃疡、十二指肠溃疡、胃癌、心瓣膜症、肺气肿等疾病是导致低血压的原因，所以发现低血压，应多加注意，找出病因。

防治要点

肩膀酸疼、头疼、发冷、便秘等为低血压主要症状，通过治疗低血压来改善身体的不适。

主治植物

白术

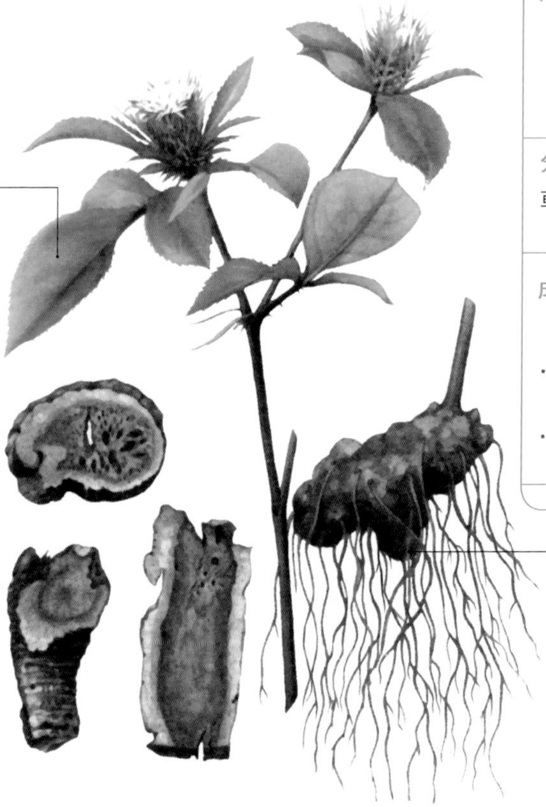

白术叶
治风寒湿痹死肌，
痉、疸。

• 释名：山蓟、杨枹、蓟、
　　　　马蓟、山姜、山连
• 性味：味甘，性温，无毒

其他主治食物

胡萝卜、海带、裙带菜、羊栖菜、海青菜、韭菜等。

成品图

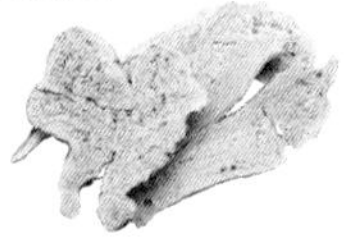

分类：
草部/山草类

成熟期：10～11月

1	2	3	4	5	6
7	8	9	10	11	12

白术根
能止汗、消食、除热。

基本食物疗法

低血压引起的症状可以通过适当的饮食和运动改善治疗。饮食方面，应多食用富含蛋白质、B族维生素、钙质以及铁元素的食物。由于摄碘不足会引起低血压，所以要多食用含碘较多的海带、裙带菜、海苔和能够改善血液循环、暖身的韭菜。温暖脏器、加强代谢的大蒜也是改善低血压很好的食物，经常食用樱花虾和磷虾等虾类对治疗低血压也有很好的效果。

对于伴有贫血的低血压，应将富含铁的空心菜作为大酱汤的菜码，油炒食用效果也很好。每天食用枸杞的鲜叶20～30片对治疗低血压有很好的效果。另外，水果和夏季蔬菜会降低身体的温度，所以要避免食用。

日本民间疗法

▶ 胡萝卜汁 良好的补血效果

胡萝卜能够通过补血改善低血压、强身健体、健胃理肠，缓解由于低血压带来的各种症状。药用胡萝卜，在各大药店都可以买到。一天3次，空腹食用。

【制作方法（一日用量）】

准备胡萝卜10克，加入600毫升的水，用中火煎煮一小时。

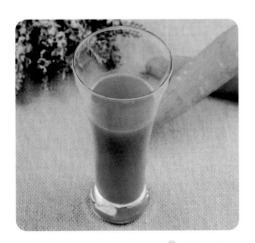

👆 胡萝卜汁

▶ 南瓜子 中药中的调节血压药

南瓜子含高蛋白、矿物质和维生素，是用作治疗低血压的药材，洗净后去掉黏滑物，暴晒至干燥后用煎锅干炒，每天连皮吃15颗。

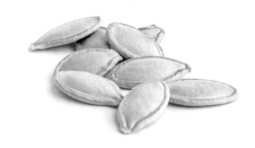

👆 南瓜子

▶ 桑叶茶 对失眠和虚弱体质有效

不仅对低血压有效，对于治疗失眠和虚弱体质也有很好的疗效。春季采集嫩叶晒干，每天取10克用600毫升水煎服，可以代茶饮用。

▶ 藏红花酒
促进血液循环、治疗低血压

藏红花不仅可以治疗低血压，还可以治疗月经不调，缓解疲劳。

【制作方法（易制作的分量）】

❶准备干燥的藏红花30克，烧酒1.8升，冰糖200克，装进容器中。

❷保存三个月后取出，也有一个月取出的。

鼻炎、鼻窦炎

鼻炎症状延及鼻窦就是鼻窦炎

鼻子从鼻孔到最内部的鼻腔覆盖着布满血管的黏膜。一旦患上鼻炎，半天的时间就会有鼻涕出来，这是由感冒病毒感染引发的炎症刺激黏膜产生的反应。如果鼻炎严重，黏膜肿胀，呼吸道变窄，还可引发鼻塞，这是急性鼻炎。鼻子由外鼻、鼻腔、鼻窦构成。我们一般所指的鼻子是外部突起的外鼻，鼻腔是从鼻孔到咽喉附近，鼻窦是指外鼻周围、头盖骨中，以及脸颊和额头的空洞之处。

鼻窦也被黏膜覆盖，鼻腔黏膜炎症延及鼻窦就是急性鼻窦炎和慢性鼻窦炎。连接鼻腔和鼻窦的鼻孔很狭窄，鼻塞严重的时候，流出像脓一样的鼻涕，并伴有头痛，有时会闻不出味道。

急性鼻炎、急性鼻窦炎的症状一般会随着感冒的康复而消失。急性鼻窦炎不及时治疗的话，也会转为慢性鼻窦炎，会在鼻窦的空洞中堆积脓，整天头脑昏沉，流出恶臭的鼻涕，额头和双颊疼痛。

防治要点

轻度的鼻炎一被旦忽略，就可能会导致迁延不愈的慢性鼻炎，所以应尽早治疗。

主治植物

细辛

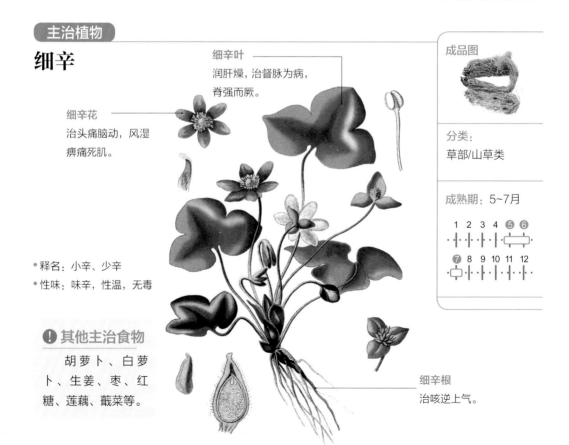

细辛叶
润肝燥，治督脉为病，脊强而厥。

细辛花
治头痛脑动，风湿痹痛死肌。

- 释名：小辛、少辛
- 性味：味辛，性温，无毒

❗其他主治食物

胡萝卜、白萝卜、生姜、枣、红糖、莲藕、蕺菜等。

细辛根
治咳逆上气。

成品图

分类：
草部/山草类

成熟期：5~7月

| 1 | 2 | 3 | 4 | 5 | 6 |
| 7 | 8 | 9 | 10 | 11 | 12 |

日本民间疗法

▶ 漱洗鼻腔+萝卜泥 *针对鼻炎*

在煎好的粗茶200毫升中加入1小匙盐，或者用煎好的决明子汤和戴菜汤漱洗鼻子，注意避免烫伤，将温度适宜的汤汁用滴液吸管从鼻腔注入，从口腔中流出，或者用鼻子吸入然后从口腔中流出，坚持每天2～3次，鼻炎会渐渐好转。缓缓注入，如果很急促地注入汤汁，有引起中耳炎的可能，因此要注意，之后用萝卜泥或莲藕泥浸泡脱脂棉，塞入一侧鼻孔，效果会更好。

▶ 木兰茶 *慢性鼻窦炎+鼻炎+头痛*

木兰为3～10厘米高的落叶灌木类，花为紫色，所以又名为"紫木兰"，每年3～4月份开花，开花前的花蕾可以入药。暴晒至干燥后，准备10克为1日量，用600毫升水煎至2/3分量，分三次饭后饮用。木兰中药名为辛夷、玉兰，它的花蕾同样有效。

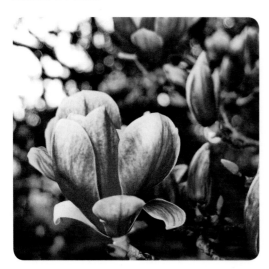

👆 木兰花

▶ 莲藕管 *针对鼻塞*

这是利用莲藕的消炎作用，把莲藕孔当作通气孔，挑选合适的莲藕孔制作成符合鼻孔大小的呼吸管，取合适长度插入鼻孔中，只可以插入一侧，不要两侧都插入。不时更换新的莲藕管，这种方法在鼻塞的时候非常有效。

▶ 大葱疗法 *针对鼻炎初期*

准备大葱的葱白部分，做成符合鼻孔大小的样子插入一侧鼻孔中，或将脱脂棉浸泡在葱白榨汁中，然后插入一侧鼻孔中，疗效颇佳。

▶ 戴菜疗法 *治疗慢性鼻窦炎*

戴菜的鲜叶可以促进堆积在鼻腔内的脓液排出，准备4～5片鲜叶用少许粗盐揉搓，或者用小火烘烤，变软后揉搓，搓成软球后插入发病的鼻孔中，持续30分钟后会擤出很多鼻涕，鼻子也会变得通畅。睡前插入鼻孔，次日擤鼻涕也可以。虽然气味很刺鼻，但是产生这种气味的物质有很强的抗菌和消炎作用，很久之前就被用作排脓。

▶ 热敷、湿敷生姜
针对慢性鼻窦炎初期

将鼻窦内堆积的脓液排出后慢性鼻窦炎就会好转。由于发炎的黏膜布满了血管，所以在初期时加温就会使血液循环通畅，促进脓汁的排出。用适宜温度的热毛巾或者生姜湿敷在脸部上半部，每天3～4次。

特别提示

流鼻血的治疗方法：

首先，仰卧，将白萝卜擦碎、轻轻压榨后，放在两眼之间最低处，不仅心情舒畅，而且还能止血。或者将莲藕擦碎，用纱布榨汁，将药棉浸泡在榨汁中，然后插入鼻腔中。用粗咸茶清洗鼻腔也很有效果。

退行性膝关节炎

人体有206块骨骼，关节将骨骼连接起来，并保障顺利进行各种动作。当这些部位发生炎症的时候（表现为疼痛、肿胀、发红），就是日常所说的关节炎。

关节老化最易引发的疾病就是退行性关节炎或变形性关节症。伴随着关节的变形，特别是膝关节最容易发生变形，这就是退行性膝关节炎、变形性膝关节炎。年龄增加是主要原因，肥胖也会对膝关节带来很大的负荷，这样就容易形成退变形性膝关节炎症。

早期，起床时会感觉到疼痛，活动之后就会变好。但是疲劳之后又会感觉疼痛。进一步恶化后，关节处会积水，外观发生变形。所谓"积水"是指维持关节活动的滑液异常增加，将水抽出后会得到暂时的缓解，反复抽水后会造成膝盖无法伸展弯曲，所以在实施抽水前请大家试试民间的疗法吧。

防治要点

随着年龄增加而容易患上退行性膝关节炎。减轻体重，采用各种疗法改善血液循环可防治关节炎症。

主治植物

黄精

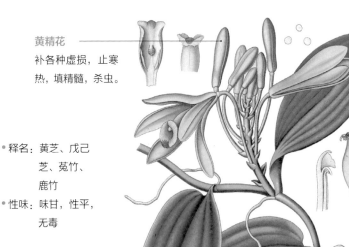

黄精花
补各种虚损，止寒热，填精髓，杀虫。

- 释名：黄芝、戊己芝、菟竹、鹿竹
- 性味：味甘，性平，无毒

成品图

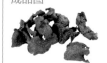

分类：
草部/山草类

成熟期：7~8月

1	2	3	4	5	6

7	8	9	10	11	12

黄精根
补中益气，除风湿，安五脏。久服可轻身长寿耐饥饿。

其他主治食物

桑葚、萝卜、生姜、梅子、蒜等。

▶ 桑树枝+决明子煎汤

净化血液，排出水分

积水就意味着体内积蓄了水分。饮用这个煎汤会增加大小便的排泄量，从而净化血液，将体内多余的水分排出体外。每天3次，每次饭后30分钟左右服用。

【制作方法（一日用量）】

❶ 准备小拇指粗细的桑树枝，切成5厘米长的小段，晒干。

❷ 准备干燥的桑树枝25克、决明子20克，用600毫升水煎至2/3的量。

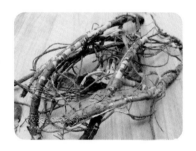

📍桑树枝生长于山地中，果实有利尿作用。

▶ 萝卜干叶汤+芋头湿敷+豆腐湿敷

能够止疼和祛热的基本疗法

准备萝卜干叶100克，用2升水熬煮20分钟，冷却至适当的温度，加入生姜泥，湿敷于患处15分钟。之后将芋头湿敷贴附于患处，趁热时再将豆腐湿敷贴附于患处。

▶ 艾叶青汁

通过消炎来改善膝盖疼痛

艾叶青汁具有很强的消炎作用，坚持每天饮用1~2杯。

【制作方法（一日用量）】

❶ 准备适量的艾叶洗净，然后用研钵研碎。

❷ 用纱布榨出青汁，滤去艾叶残渣。

▶ 生姜疗法 *缓解疼痛*

将老姜捣碎，涂抹在较厚的布上，或者用纱布榨出姜汁，将纱布浸泡到姜汁中，然后贴敷在患处，加以固定。入浴后贴敷效果更好。由于可能出现红肿的情况，所以必须进行贴敷实验。将生姜泥直接涂于皮肤，每天进行2次，每次大约30分钟，生姜按摩也是非常有效的。

▶ 梅烧酒湿敷 *抑制炎症*

准备适量没有伤痕硬实的梅子用水浸泡一昼夜，洗净后用竹篓盛出后晾干，将梅子装进瓶子或缸中，倒入烧酒后密封。放置3个月便可以使用，直接涂抹于患处即可。

▶ 针灸法 *缓解疼痛*

膝盖出现积水的时候，容易对抽水上瘾，但我们知道这治标不治本。减少积水，我们还可以尝试艾灸足三里、阳陵泉、血海等穴位，针刺膝盖周围的这些穴位也可缓解症状。

▶ 芥末汤 *改善膝盖周围的血液循环*

促进淤滞的血液循环，才可以有效改善膝盖周围的血液流通。将两把芥末粉装入布袋中煮开，焐热膝盖以下部位。

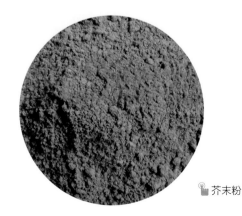

📍芥末粉

风湿病

中年女性为风湿病高发人群

风湿病是指身体各个关节逐渐肿痛的多发性关节炎。早期症状是起床时，身体和关节僵硬，之后手脚关节、腕、肩、腿部等关节开始疼痛。疼痛为间断性的，痛感可以突然消失，然后毫无预兆又开始疼痛。这期间疼痛开始蔓延至身体各个关节，继续加重后形成肿块，引起关节变形，造成活动不利。症状时急时缓，随着季节的变化有逐渐恶化的倾向。风湿病原因至今不详，但众所周知，与男性相比，女性患病率较高，尤其是30~50岁的女性为高发人群。

⊞ 防治要点

风湿病可以引起体内各关节疼痛。用湿敷和温浴来热焐疼痛部位，改善血液循环的方法可以改变容易引起炎症的体质。

主治植物

山药

成品图

分类：
薯蓣科/根茎类

成熟期：8~10月

| 1 | 2 | 3 | 4 | 5 | 6 |
| 7 | 8 | 9 | 10 | 11 | 12 |

山药藤
治皮肤湿疹、丹毒。

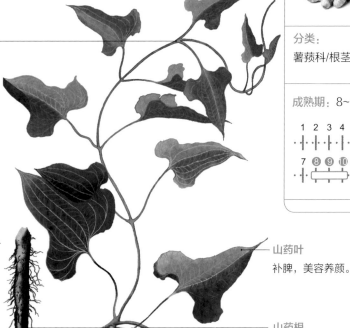

• 释名：薯蓣、薯药、淮山、
　　　田薯、长薯等
• 性味：味甘，性平，无毒

山药叶
补脾，美容养颜。

山药根
滋养强壮，治脾胃亏损，缓解风湿疼痛。

❗ 其他主治食物

苦瓜、薏仁、芹菜、马齿苋等。

基本食物疗法

　　"虚则补之，实则泄之""寒者热切期望之，热切期望者寒之""温者清之，凉者温之"等，为治疗风湿大法。配膳时要根据"证"的阴阳、虚实、寒热，分别给予不同的饮食配方。一般而言，风痹者宜用葱、姜等辛温发散之品；寒者宜用胡椒、干姜等温热之品，而禁忌生冷；湿痹者宜用茯苓等药品。

 日本民间疗法

▶ 常饮鲜牛奶 *保护骨骼*

　　每天服用鲜牛奶500毫升，有助于类风湿关节炎的治疗。因为类风湿病在整个病程中，均缺钙，牛奶不但营养价值高，且富含钙离子。

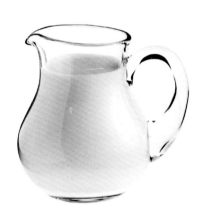

👆 牛奶

▶ 沙浴疗法 *保护骨黏膜*

　　在海滨、江河流域或西北沙漠地带，可采用沙浴疗法，即在天气炎热的夏天或三伏天，患者将患肢或全身埋置于烫热的沙中，起热敷作用，亦可通过发汗而祛邪外出。

▶ 矿泉疗法 *针对关节疼痛*

　　矿泉疗法分水浴疗法和饮疗法。水浴疗法即在35℃~39℃之间的矿泉水中进行短时间或长时间浸泡，以达治病目的的方法。饮疗法是根据病情选择合适的矿泉水饮用。适用于各种风湿病。

▶ 生姜外敷 *针对骨骼劳损*

　　鲜生姜切片炒热敷于膝上，两个晚上后再将陈小麦打碎，炒热包之。

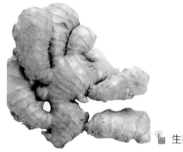

👆 生姜

▶ 泥炭疗法 *针对间断疼痛*

　　将泥土块在火中烧成黑黄色，研成粉末与水调和，涂抹全身或患处；亦可将粉末倒入浴盆浴洗。这种疗法对风湿有显著疗效，在欧洲已有几百年的历史，其中德国就有近百个"沁炭医院"用泥炭疗法治疗风湿病。

▶ 常饮蜂王浆 *针对风湿疼痛*

　　每天服用5~10毫升蜂王浆，连服2~3个月，可使关节疼痛明显减轻，关节活动得到改善。其实蜂毒也是治疗风湿的好东西，不过不能乱用，可在医生的指导下使用，或是用"蜂毒古今贴"，这个是用蜂毒做的。

前列腺肥大症

中老年男性是前列腺肥大症的高发人群

前列腺是位于膀胱下方的器官，围绕着尿道。前列腺肥大是前列腺中出现良性肿块增生，压迫尿道，造成排尿困难的疾病。据调查，五十岁以上男性约有一半患有此病，并随年龄增加而增多，七十岁男性大约有九成患有此病。

早期症状为排尿次数增加，排尿力减弱，排尿缓慢。另外，入睡后常伴有尿意。进一步恶化后，常常有尿不尽的感觉，夜间尿频，严重者有尿意却排尿困难，甚至完全尿闭。若不予治疗，会引起尿路感染和肾脏功能障碍并发症，可能会引起慢性尿毒症。

另外，前列腺炎不同于前列腺肥大，是由尿道侵入的细菌造成前列腺感染，引发炎症，症状为射精痛、尿频、发热等。年轻人中也有发病者，具有慢性病的特征，应该去正规医院诊疗。

🧰 防治要点

可以说是五十岁以上男性的多发病，只有避免锌元素不足才是预防和治疗前列腺肥大病症的正确选择。

主治植物

莲

* 释名：莲子
* 性味：味甘，性平，无毒

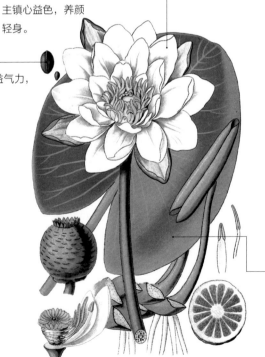

莲花
主镇心益色，养颜轻身。

莲实
补中养神，益气力，除百病。

莲叶
止渴，落胞破血，治产躁口干，心肺烦躁。

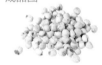
成品图

分类：
果部/水果类

成熟期：6~8月

| 1 | 2 | 3 | 4 | 5 | 6 |
| 7 | 8 | 9 | 10 | 11 | 12 |

❶ 其他主治食物

黄豆、豆腐、西红柿、黑芝麻等。

基本食物疗法

为了预防和治疗前列腺肥大，男性激素代谢所需的锌元素必不可少。南瓜、鳗鱼、柿子富含锌元素。另外对于治疗前列腺肥大，山芋、黑芝麻、黑豆、核桃都有很好的效果。为了减轻前列腺的压力，应避免过度疲劳和房事过多。尽量避免咖啡、烟酒等刺激物的摄取。

● # 南瓜子 预防、治疗前列腺肥大

南瓜子富含锌元素和锰元素，对于预防和治疗前列腺肥大有很好的疗效。将南瓜子炒熟后食用效果好，为了预防，应坚持每天食用20克南瓜子。

● # 纳豆汁 日常前列腺护理

氧化胆固醇刺激前列腺是引起前列腺肥大的主要原因之一。豆制品能够降低胆固醇，有缓解前列腺肥大症状的功效。

制作方法（四人份）：
① 准备半块豆腐和一块控过油的油炸豆腐，将豆腐均切成1厘米×1厘米的小块。
② 准备5杯汤汁，将炸豆腐块倒入熬煮，将豆腐和一袋纳豆倒入后加入4大匙大酱一起熬煮，撒上适量的葱花。

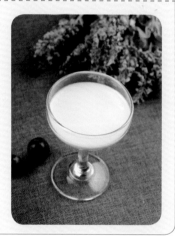

 日本民间疗法

▶ # 薤白酒 *每天饮用效果好*

薤白是非常类似葱的一种球根类，可以将泥洗掉直接食用，也可以将薤白浸泡在烧酒中制成薤白酒。每天饭后饮用一勺。

【制作方法】
❶准备薤白300克除去根须，洗净后擦净水分。
❷将①放入广口瓶，倒入烧酒1.8升、蜂蜜适量，存放于阴凉处三个月。

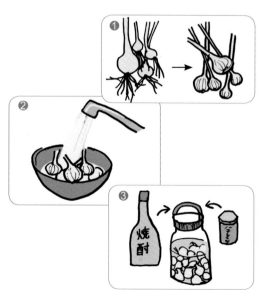

膀胱炎

膀胱炎分为急性和慢性两种

膀胱炎是膀胱黏膜发炎，属于泌尿科，是非常普遍的疾病。

膀胱炎分为急性和慢性两种。急性膀胱炎大多是细菌由尿道侵入到膀胱引起的。大多细菌感染为大肠杆菌，也有葡萄球菌、链球菌。膀胱炎多发于女性是因为女性尿道较短，构造上容易引起细菌感染。

一旦患急性膀胱炎，会有尿频、尿急等症状，伴随尿痛，特别是排尿结束时明显。尿液中混有脓液和白细胞，也有不少混有血液的情况。过度疲劳和感冒造成抵抗力低下时，是最容易发病的时候。

慢性膀胱炎，分为开始就是慢性病症和从急性转向慢性病症两种情况，同急性相比症状较轻，伴有尿频、轻度尿痛、排尿不畅等症状，也有无症状的情况。

防治要点

膀胱炎是一种由于受冷、过度疲劳或感冒造成抵抗力低下而容易患上的疾病，摄取大量水分和改善血液循环是治疗的关键。

主治植物

灯心草

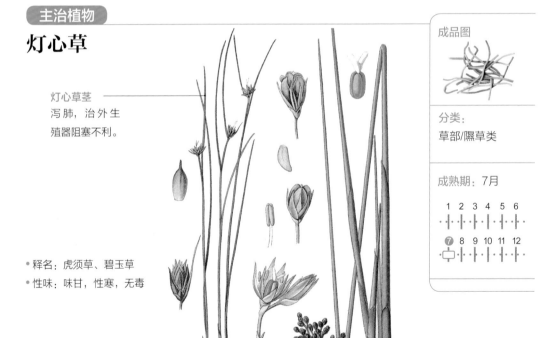

灯心草茎
泻肺，治外生
殖器阻塞不利。

• 释名：虎须草、碧玉草
• 性味：味甘，性寒，无毒

其他主治食物

芋头、荞麦、无花果、海萝等。

成品图

分类：
草部/隰草类

成熟期：7月

| 1 | 2 | 3 | 4 | 5 | 6 |
| 7 | 8 | 9 | 10 | 11 | 12 |

灯心草根
主降心火，止血通气，
散肿止渴。

基本食物疗法

禁止食用或者少量摄取生姜、芥末、咖啡以及烟酒类刺激性食品，应多喝水使排尿量增加，冲洗膀胱内的细菌，促进早日消除炎症。萝卜汤有利尿功效。

温暖下腹部疗效也很好，可以温暖膀胱，缓解排尿痛和尿频状况。安心静养，或者绑腹带防止腹部受凉，每天热敷2～3次。

日本民间疗法

▶ 芋头湿敷 *温暖下腹部的根本*

将芋头和一小撮盐用适量的水熬煮数分钟，用毛巾包好芋头，注意不要烫伤，贴附于下腹部的膀胱周围，坚持半个月到一个月，每天就寝前热敷。

▶ 柿饼煎汁 *针对排尿疼痛*

【制作方法】

准备5～6颗柿饼，黑芝麻4克，倒入400毫升水后煎到一半分量，一天分三次服用。

▶ 荞麦热敷 *针对疼痛剧烈*

疼痛剧烈时用荞麦热敷，准备荞麦粉以及相当于其量的3%的食盐，用热水搅拌后厚厚的涂抹在布上，涂抹面积稍大于患病部位，然后再用煮过的芋头热焐。

🤚 荞麦粉

▶ 无花果的腰部坐浴
改善血行、减少疼痛

准备无花果的叶子鲜干皆可，切碎后放进锅中，将煎煮后的汤汁倒进洗澡水中进行腰部坐浴。

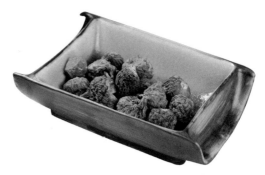

🤚 无花果

▶ 海萝 *针对血尿*

一旦出现血尿，准备大约30厘米长宽的方形海萝，切成小块，倒入700毫升的水，用小火煎熬5分钟左右，等到溶解后用布滤出，每天3次，每次一茶杯，饭时饮用。

▶ 草药煎汁 *从根本上改变体质*

准备戟菜、决明子、老鹤草、车前草的干叶各5克，用600毫升水煎至2/3分量作为一日量分几次服用。可以净化血液，增加尿量，从而缓解膀胱炎。单味戟菜的煎汁或者戟菜的榨汁饮用也非常有效。

睾丸炎、附睾炎

睾丸炎和附睾炎是男科慢性疾病

睾丸肿痛一般是由睾丸炎和附睾炎引起的。儿童睾丸炎大多由腮腺炎引起，成人睾丸肿痛大多是由附睾炎引起的。

附睾炎多由位于附睾附近的前列腺、膀胱等器官被大肠杆菌、葡萄球菌或链球菌入侵感染引起，分为急性和慢性两种。急性附睾炎阴囊红肿，并伴有疼痛发热。慢性附睾炎睾丸肿胀但无疼痛感，会持续伴有硬结。

🩹 防治要点

禁止用冰镇疗法！豆腐湿敷能够祛热，能有效治疗睾丸炎、附睾炎。

主治植物

玉竹

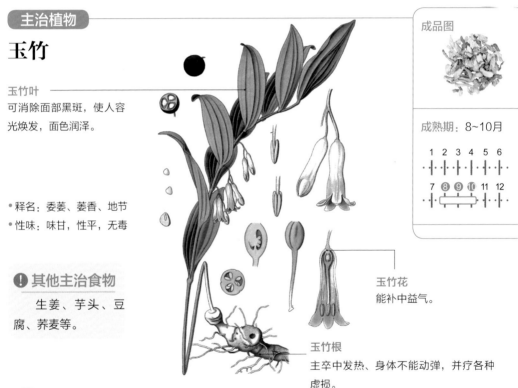

玉竹叶
可消除面部黑斑，使人容光焕发，面色润泽。

* 释名：委萎、萎香、地节
* 性味：味甘，性平，无毒

成品图

成熟期：8~10月

1	2	3	4	5	6
7	⑧	⑨	⑩	11	12

玉竹花
能补中益气。

玉竹根
主卒中发热、身体不能动弹，并疗各种虚损。

❗ 其他主治食物

生姜、芋头、豆腐、荞麦等。

🪣 日本民间疗法

▶ **豆腐湿敷** 针对灼热感

睾丸处有灼热感时，可以使用豆腐湿敷，大约1.5小时更换一次，轻度灼热和肿胀时可以用芋头湿敷。

【制作方法】

① 控去豆腐的水分。

② 将豆腐捣碎，取同等量的小麦粉搅拌。

③ 在睾丸上涂抹②，大约2厘米厚即可，再用油纸包裹好。

患过敏症的根本原因是免疫系统的紊乱

免疫系统能识别自身和异物，能将有害物质无毒化或者排除。当异物侵入或者接触人体时，会产生同异物（抗原）结合的反应物质（抗体）。之后，再有同样的抗原侵入时，抗体会同抗原结合使其不能活性化，这叫作抗原抗体反应。比如得过一次感冒后，就很难再被同样的感冒病毒感染了，正如这样，免疫系统一边学习一边保护自己。

过敏是免疫系统对抗原的过度反应，对自身也会产生很大的破坏。引起过敏的物质称为过敏源，很多物质都可以成为过敏源，具有代表性的有食品、花粉、室内粉尘、霉菌等，因人而异。过敏源是指在识别抗体时，会促使细胞放出过多的组胺等体内物质的特殊抗原体。过多的体内物质则会导致瘙痒和炎症的出现。

患过敏症的根本原因是免疫系统的紊乱。现在，由于大量的未知污染物质和化学物质产生，这些物质混入到空气、水、食物、日用品等中，然后侵入我们的身体。皮肤、大肠、支气管等是过敏源的主要入口。现代人的免疫系统紊乱是很常见的，因为免疫系统为了应对这些未知物质而疲惫，疲惫后就不能保持正常的抗原抗体反应。

患有过敏症时，避免过敏源非常重要。但是，更重要的是尽量不要接触和食用导致免疫系统疲惫的非自然的食物，维护自身的免疫系统，从异物开始保护自身也是非常重要的。

防治要点

日常生活中不仅要排除过敏源，还应注意不要破坏自身免疫系统。

主治植物

洋葱

- 释名：球葱、圆葱、玉葱、葱头
- 性味：味辛，性温，无毒

❗ 其他主治食物

栗子、杉树叶、艾叶、灯心草、枇杷、葱等。

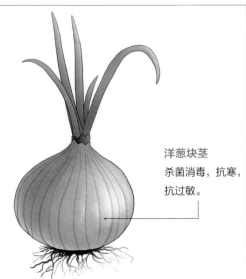

洋葱块茎
杀菌消毒，抗寒，抗过敏。

成品图

分类：
菜部/荤辛类

成熟期：5~7月

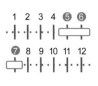

食物中还有很多异物，食物中含有杀虫剂、防腐剂、抗菌物质等，会对肠内系统产生影响，可以说是滋生细菌的温床。细菌会破坏大肠黏膜，是形成过敏源浸入血液循环的基础。为了避免这些症状，入口的东西推荐您尽量选择有机食品。便秘也是破坏肠内环境的原因之一。

具有能够保持正常免疫调整功能的营养素包括维生素B_6、维生素C、α-亚麻酸等。众所周知，维生素B_6不足就会容易患过敏症。维生素C有抑制组胺生成，改善发痒和炎症的作用，α-亚麻酸有缓解过敏症状的作用，紫苏和海藻中富含α-亚麻酸，紫苏能有效缓解过敏，含有多种抗组胺成分。另外，山芋能促进生成抑制过敏产生炎症的激素。强化同外界接触的皮肤、支气管、大肠黏膜功能也很重要。β-胡萝卜素具有强化大肠黏膜的作用，黄绿色蔬菜中多含此元素。

一方面，尽量控制摄入动物性蛋白质，摄取过多的动物性蛋白质会刺激免疫系统，使免疫系统常常处于反应过于激烈的状态。

遗传性皮炎

遗传性皮炎是过敏中遗传性很强、伴有强烈刺痒感的湿疹，一般认为过敏源多为食物，另外，螨虫和室内灰尘也会引起发病。

日本民间疗法中常使用的是用栗子的鲜叶、杉树鲜叶、鲜松叶、干艾草和截菜用水煮开，按照2:1的比例熬煮30～40分钟后用布滤净，擦拭患处或者在患处拍打；将栗子的内嫩皮晒干后熬汁，仍然用涂抹的方法。熬煮截菜、枇杷、艾草、紫苏的干叶，然后倒入洗澡水中入浴。

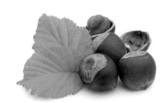

🖐 栗子

食物过敏

食物过敏是指食用特定食物而引起过敏症状的疾病。鸡蛋、大豆、牛奶被称为三大过敏源，大部分食物都可能是过敏源。当然要尽量识别成为过敏源的食物，避免误食，同时在发生食物过敏时，要及时摄取锌元素和维生素A。锌元素和维生素A是从唾液腺和消化管道的细胞产出IgA

不可缺少的物质，IgA能识别过敏源，使过敏源无法侵入血液循环中。这种IgA减少的话，就会容易发生食物过敏。很多人对食品添加剂中的色素有过敏反应，因此，尽量避免含有人工色素的食物。引起食物过敏的另一原因是食物不能正常消化和吸收。无法消化的食物碎片会随着血液循环引起过敏反应。

花粉症

过敏性鼻炎是指鼻腔黏膜发生过敏反应，其中由花粉引起的过敏就是花粉症。花粉症同致过敏植物的开花时期一致，代表性的植物有春季的杉树、秋季的豚草、榉树、柳树、银杏等。一般表现为打喷嚏、流清涕、眼睛发痒、充血、嗅觉障碍。呼吸器官的黏液能够抵御吸入的花粉，黏液能防止刺激物和微粒子与组织相结合，有将过敏源排出体外的功效。空气干燥，经常呼吸污染的空气会伤害鼻腔黏膜，容易随着血液循环引起过敏。苍耳对治疗花粉症最有效果，为菊科食物，生长于草原和山地中，中医用于治疗慢性鼻窦炎，称为苍耳子，在中药店可以买到；干炒至浅橙色后研成粉末，每次3克，用白开水冲服，每天3次。

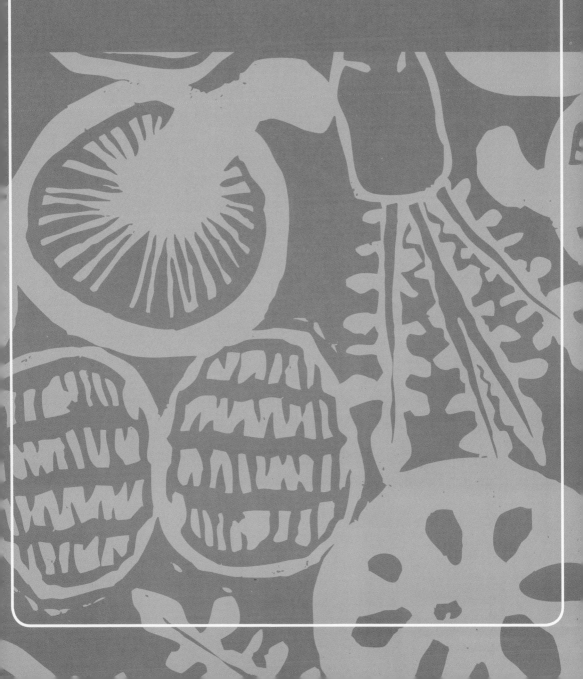

第二章

有效治疗和改善疾病的疗法

胃炎

胃炎主要是胃黏膜发生糜烂的疾病

胃炎是胃黏膜粗糙或者糜烂而发生炎症的疾病，分为急性和慢性两种，急性胃炎一般是因为暴饮暴食、突如其来的精神压力、误食腐败食品造成的。一般在2~3小时之后发病，或者两天后发病，出现腹痛、恶心、呕吐、腹泻等症状。慢性胃炎也有无症状的情况，但一般有积食感、胸口周围有不快感、恶心、胃灼热、食欲不振等症状，伴有口臭、哈欠、口水增多、舌苔发白，有时也会出现便秘、尿频的症状。喜欢吃刺激性的食物，进食时不咀嚼等习惯的人群很容易引起慢性胃炎。

防治要点

最重要的是休养胃肠，养成咀嚼的习惯。

主治植物

牛蒡

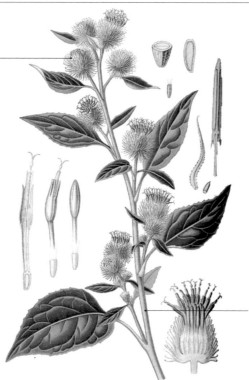

牛蒡子
明目补中，除风伤。

- **释名：** 鼠粘、牛蒡、大力子、蒡翁菜、便牵牛、蝙蝠刺
- **性味：** 籽：味辛，性平，无毒
- **根茎：** 味苦，性寒，无毒

其他主治食物

糙米、葛根粉、苹果、大葱、梅子、土豆、咖啡豆等。

牛蒡根茎
主伤寒寒热出汗，卒中面肿，口渴，尿多。

成品图

分类：
草部/隰草类

成熟期：10月

1	2	3	4	5	6

7	8	9	⑩	11	12

基本食物疗法

急性胃炎发作的时候，一整天都不要进食固体食物，只饮用粗茶和结球甘蓝的煎汤，让胃部得到休息。喝一杯牛蒡泥汁会有效果，有食欲后，可以进食糙米粥，可以将一个苹果连皮擦碎进食，苹果中含的柠檬酸不仅能调理胃部功能，还可以起到止痛的效果。苹果葛根粉汤是将葛根粉和苹果的功效合二为一的食物，然后渐渐地可以进食粥类和荞麦。

治疗慢性胃炎少食疗法最有效，少食疗法是指将一口食物咀嚼50次以上，呈黏稠状后再咽下的饮食方法。

每天食用萝卜泥也可以。萝卜泥富含能分解碳水化合物的淀粉酶，能促进消化，强健肠胃。

● 苹果葛根粉汤 调理肠胃

制作方法（一日用量）：
① 将葛根粉用等量的水溶解。
② 将①放在中火上熬制。
③ 准备等量的苹果泥，与①混合在一起，用文火加热，然后进食。

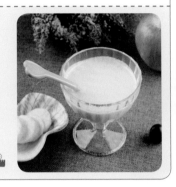

苹果葛根粉汤 👆

日本民间疗法

▶ 生食大葱 缓解胃炎疼痛

【制作方法】
将大葱 10 ~ 12 厘米的葱白部分细嚼食用。大葱独特的味道是一种二烯丙基硫醚，因为其含有能促进消化的成分，因此能缓解胃炎带来的疼痛。另外，它还有放松心情，缓解精神压力的作用。

▶ 梅子疗法 针对腹痛

少量服用精致梅肉、咸梅汁、青梅酒、焦梅干等食物对治疗腹痛均有一定效果，尤其是精致梅肉效果十分明显，在发生食物中毒（腹泻、腹痛），胃痉挛的时候，可每次服用1 ~ 3克，每天2 ~ 3次。可以用热水泡服，亦可以同葛根粉一起服用。

▶ 繁缕 生嚼即可

很早以前，繁缕就被作为一种治疗胃肠疾病的药物使用。最有效的方法就是将其洗干净后直接生食，对于持续的胃疼、腹泻以及溏便等病症，起到缓解症状的作用。

▶ 紫苏茶、紫苏粉 催吐、缓解腹痛

紫苏作为健胃药而著称，有改善肠胃功能、催吐、缓解腹痛的功效，对于胃痉挛也有一定效果。

【制作方法】
将 10 克干叶用 600 克水煎煮，作为一天服用量服用。将紫苏叶阴干后用研钵研碎，每日饮用两匙。紫苏干叶生药名为苏叶，在一般中药店即可以购买到。

▶ 虎耳草茶 健胃药

【制作方法】
将虎耳草去除叶柄，取 10 克干燥的叶子用 600 克水煎熬服用，这就可以作为健胃药。或者用食用盐拌入新鲜的叶子中，用力揉搓出一杯汁水服用也可。中药名为"虎耳草"，在药店可以购买到。

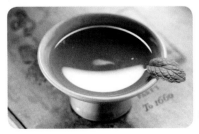

👆 虎耳草茶

▶ 土豆榨汁　针对胃部不适

在胃部不适的时候，新鲜土豆的榨汁非常有效。另外，土豆汁还具有消炎、强健肠胃的作用。

【制作方法】

土豆洗净后去除生芽的部分，因为土豆皮中含有对胃的健康有益的茄碱成分，所以连皮一起擦碎，用纱布等工具榨出汁后饮用，每日用一个榨汁，分三次饮用。土豆汁暴露在空气中容易发生氧化，所以最好在每次饮用前榨汁。

▶ 水黄连　有效的苦味

苦味可以调理肠胃功能。

【制作方法】

每年秋天水黄连开出白花的时候采集带根的整株草药，用水轻轻洗净后阴干，然后研成粉末，每天服用 0.5 克。如果煎服，将 1 ～ 2 克粉末用少量的水煮沸，然后分几次服用。

▶ 决明子+老鹤草茶
每天饮用强健肠胃

取决明子和老鹤草各10克，用600克煎至2/3量，每日作为茶饮用。长期饮用对胃炎、消化不良、胃溃疡、十二指肠溃疡等病有效。由于决明子有促进腹部蠕动的功效，所以腹泻的时候要避免饮用。老鹤草有止泻的功效，所以便秘的时候也要避免饮用。

▶ 车前草+尼泊尔老鹤草茶
针对胃灼热

胃酸过多造成胃部灼热而引起的胃痛，可以取干燥的车前草和尼泊尔老鹤草各10克，用600克水煎至一半分量服用。车前草有抑制胃酸分泌的效果。

▶ 蒲公英　强健胃部功能

蒲公英有强健肠胃，治疗胃炎的功效。

【制作方法】

将蒲公英根部洗净，切成薄片，阴凉处晾晒干燥。可以直接煎服，也可以用平底煎锅干炒出香味，取 10 ～ 15 克蒲公英根用 1 升水煮沸，水开后将中火调至小火，煎至容易饮用的浓度。如果采用整株蒲公英需要 20 克。

▶ 芥末湿敷　针对胃部剧烈疼痛

胃部剧烈疼痛的时候，可以将芥末湿敷在胃部，湿敷面积要比胃部稍大。

▶ 艾灸肚脐法　缓解腹部阵痛

【制作方法】

为了防止烫伤，将纱布放在肚脐孔中起到保护作用。用平底煎锅炒热粗盐，然后放在肚脐部位，将其填满为止。然后取出赤豆大小的干艾放在其上，进行几次艾灸直到盐变热为止。为了保持固定，可用橡皮膏固定。用余热温暖腹部便可以缓解腹部疼痛。

▶ 腹式呼吸法　改善腹部血液循环

在活动腹部同时进行深呼吸可以促进淤滞在腹部的血液循环，改善血液流通，促进消化液的分泌，有效缓解腹痛和消化不良的状况。

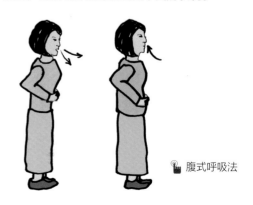

🖐 腹式呼吸法

肩部酸痛的治愈需要较长时间

肩部酸痛主要是指颈后到肩部，或者左右两侧的肩胛骨之间和脊柱两侧僵硬、发酸，有麻痹感、疼痛感的病症。引起肩部僵硬的乳酸是形成人体能量之源的糖原和葡萄糖燃烧不彻底产生的废弃物，其与肌肉细胞的蛋白质结合形成僵硬的状态，这便引起肩部僵硬发酸的症状。

可以说，作为支撑头部和臂膀的颈部和肩部肌肉，一天中除了睡眠外一直处于紧张的负荷状态，是最容易积蓄疲劳物质的地方。过度使用大脑和眼睛，或者长期有精神压力以及机体自身老化现象的出现都容易引起肩部僵硬。有时也是感冒、颈椎畸形、内脏疾病、动脉硬化等疾病的形成原因。肩部僵硬严重的情况下，会引起肩关节周围肌肉的炎症，进而引起剧烈的疼痛和手臂运动障碍，因为这种情况多发于四十岁到五十岁之间，因此被称之为"四十肩"或者"五十肩"。该病一般多发于一侧，病情严重的情况会疼痛得难以入眠。虽然有数周可以治愈的情况，但完全治愈有时需要一年以上。

主治植物

艾

艾叶
灸百病。

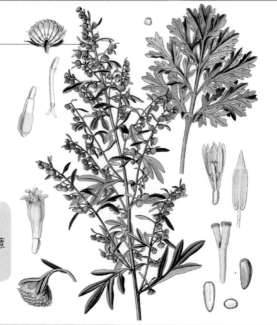

- 释名：冰台、医草、黄草、艾叶
- 性味：味苦，性微温，无毒

❗ 其他主治食物

糙米、胚芽米、薏米、裙带菜、姜等。

成品图

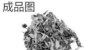

分类：
草部/隰草类

成熟期：7~10月

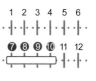

🥣 基本食物疗法

促进蛋白质、脂肪以及糖类代谢的B族维生素摄取不足时容易造成乳酸的沉积。另外，消耗体内能量时也会产生乳酸，所以也非常容易造成B族维生素的不足，因此需要每天通过饮食摄取补充。主食中糙米、胚芽米以及全麦面包是最佳选择。葛根对净化血液，促进血液循环和新陈代谢以及软化肌肉组织有很好的效果，是非常适合治疗肩部僵硬的食物。每天取5~10克葛根熬煮后饮用，对肩部僵硬有缓解治疗作用。

日本民间疗法

▶ **薏米粉** 对消炎止痛疗效颇佳

【制作方法】

每天服用薏米粉 2 ~ 4 克不仅对肩部僵硬有疗效，对神经痛、风湿病以及关节炎也都有很好的功效。

▶ **烤裙带菜疗法** 改善血液循环

【制作方法】

①取五个辣椒，去除蒂，切碎。

②将3大匙大酱和1大匙黄酒同辣椒搅拌揉搓，然后涂在很宽的裙带菜上，在阳光下暴晒。

③晒干后将裙带菜切成同患部大小的一段，将涂有大酱的一面在火上烘烤，烘烤到合适的温度贴附在患处。食用亦可。

▶ **蒜灸** 刺激穴位

【制作方法】

将大蒜的茎或者白根切成 3 厘米的圆片，贴在肩井穴（低头，在颈部找到突起最高的颈椎，下方凹陷处即为大椎，大椎和肩峰端连线的中点为肩井穴），在此穴上方灸治。大蒜的渗出物将进入肩部，对肩部僵硬有治疗作用。

▶ **艾叶手浴**

让淤滞在指端的血液重新循环

让淤滞在指端的血液重新循环起来，对于治疗肩部酸痛有帮助。

【制作方法】

先将手腕浸入泡有艾叶的热水中，这样有助于治疗肩部僵硬。将干燥的艾叶浸泡在 2 升水中煮沸，晾至合适的水温后将手腕浸泡到水中，如果水多的话可以从手肘部开始浸泡。大约浸泡十分钟，如果不舒服可以随时停下来。

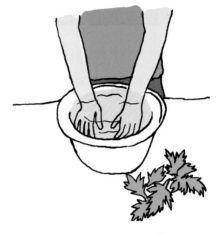

艾叶的香气也可以缓解压力。

特别提示

对于肩部僵硬有效的湿敷：

肩部僵硬导致肩部的血液循环不畅，出现淤血和水肿，所以促进肩部肌肉血液流通成为治疗肩部僵硬的关键。下面为大家介绍几种促进血液循环的湿敷疗法。

最有效的就是生姜湿敷后再进行芋头湿敷。这种方法不只是药效的浸入，还可以促进废弃物的排除，从根本上治疗肩部僵硬病症。

● 将食盐用平底锅干炒至发焦后装入纸袋中，用铝箔纸包起来，然后再用毛巾包起来，将患处弄湿后敷上去，注意不要烫伤。

● 取梅肉用研钵研碎，然后加入少量的小麦粉揉至同耳垂差不多的硬度后涂在布上，涂抹面积要稍稍大于患病部位，用橡皮膏固定。干后就应更换新的湿敷。将纱布浸泡在梅酒中然后贴敷在患处同样有效。

● 取枇杷的新鲜叶子，将背面的细毛刷去，然后用火烘烤正面 1 ~ 2 分钟，在还潮湿的时候贴附在皮肤上，再将芋头湿敷在叶子上。

● 将山椒粒研碎，再加入面粉揉至耳垂的硬度后涂在布上，用橡皮膏固定。

● 用火烘烤红松的松脂至溶化，然后轻轻涂在纸上，晾至合适的温度贴附在患病部位上。

腰疼的具体分类及其防治

腰疼可以说是人类直立行走后必然引起的顽疾。人类直立行走虽然已经有数百万年的历史，在这之前的一亿几千万年一直同猫和狗一样四肢着地行走。四肢行走时作为梁的脊柱在直立行走后变成支柱，结构上的改变，自然导致腰上的负担加重。由于头颈部重力影响，脊柱也容易变得弯曲。

腰疼包括慢性腰疼、急性腰疼、腰椎间盘突出等病症。慢性腰疼是指腰部附近常常有隐痛，劳累后加重，休息后缓解。肥胖者容易患此病，腰部周围的肌肉过度劳累、收缩或者是痉挛是主要原因。这样，产生乳酸和丙酮酸长期积累在腰部肌肉上，容易引起炎症和疼痛。突发性腰痛一般是搬运重物，突然弯曲腰部带来的剧烈疼痛，一般认为是腰椎关节的扭伤。

腰椎间盘突出是指椎骨之间起到缓冲作用的椎间盘发生变形或者损伤。不仅仅是腰部疼痛，包括下肢也会感到疼痛或者麻痹，这是由腰椎间盘发生错位压迫韧带和神经造成的。50岁以上的人腰疼多是退行性关节炎，起床时或者开始某个动作的时候从腰部到下肢闪过的疼痛，这是椎骨和椎间盘老化的原因，略加活动后疼痛就会减轻。

预防腰疼，首先要避免搬运重物，防止腰部受冷受潮，控制体重，保持正确坐姿，注意腹肌和腰肌的锻炼。另外，一旦发生腰痛，安心静养是根本。腰疼初期如果热焐有时反而会使病情加重。腰痛24小时后，缓和腰痛最有效的是豆腐湿敷，一旦疼起来就热焐一下。感冒、肠胃病、泌尿系疾病以及妇科病都会引起腰痛，这种情况下需要治疗这些原发病。

主治植物

刀豆

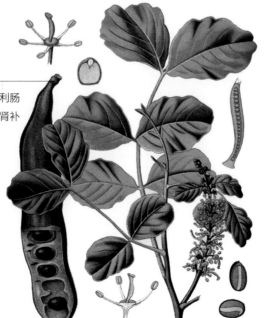

刀豆
主治温中下气，利肠胃，止呃逆，益肾补元气。

- 释名：挟剑豆
- 性味：味甘，性平，无毒

⚠ 其他主治食物

沙丁鱼、糯米、枇杷、蜂蜜等。

成品图

分类：
谷部/菽豆类

成熟期：9~11月

1	2	3	4	5	6

7	8	9	10	11	12

腰部是非常脆弱的部位，为了不弄伤腰部，平时就应该多加注意，更要保证钙的充足。

🥣 基本食物疗法

钙是与人体中各项功能密切相关的重要物质，骨骼是人体储存钙的地方。人体中99%的钙储存在骨骼和牙齿中，1%储存在血液中。当血液中的钙质不足时骨骼就会溶出钙质补充。但是，如果一直从骨骼中补充钙质，就会造成骨组织流失，引起骨质疏松。这种钙质不足的情况也会对腰椎产生不良影响，腰椎变得脆弱就容易发生腰疼。所以为了避免腰痛的发生，应该适量摄取钙质，同时也要摄取充足的、有助于钙质吸收的维生素D和蛋白质。

沙丁鱼和小沙丁鱼鱼干富含钙质、维生素D以及蛋白质。此外，刀豆和糯米也是很好的治疗腰痛的食材。

● 刀豆和糯米 腰痛妙药——刀豆

刀豆被称为治疗腰痛的灵丹妙药，粗糯米也有利湿热的作用，在粗糯米粥中加入一些刀豆粉对于治疗腰痛非常有效。

制作方法（一日用量）：

① 淘洗两杯粗糯米，然后用同等重量的水煮熟。

② 取15颗刀豆在平底锅中干炒，然后用研钵研成粉末状。

③ 将刀豆粉末分两次倒入粗糯米粥中，搅拌食用。

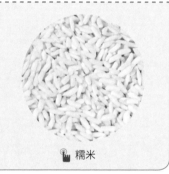

👆 糯米

🪣 日本民间疗法

▶ 盐温石 逐步见效

在锅中将两杯食盐干炒，装入纸袋中，注意不要烫伤，用毛巾包起来放在腰间，变凉后再次干炒。如此反复使用。

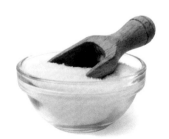

👆 盐

▶ 芥末湿敷

促进血液运行通畅、排除体内废弃物

芥末湿敷有助于血液循环，排出体内堆积的废弃物。皮肤比较敏感的可能会发生红肿，所以尽量不要长时间贴附在皮肤上。

【制作方法】

❶取同等分量的芥末粉（日式、西式皆可）和小麦粉搅拌在一起。

❷用温水搅拌到不能流动的硬度。

❸按照患病部位的面积，在纱布上涂抹5毫米厚的药品。

❹在涂抹好的芥末上再放上几张纸或者纱布，然后贴附在患处，用橡皮膏固定。

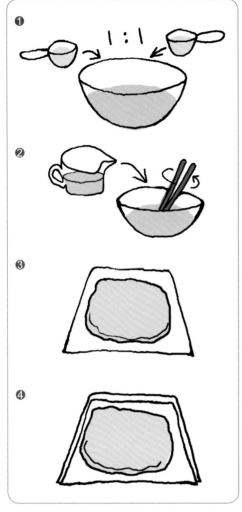

❸ 枇杷叶子用茶叶篦子滤出，将酒倒回瓶中。

❹ 用脱脂棉浸入酒，然后贴附在腰部，然后再用干毛巾托住芋头纱布热敷在上面。

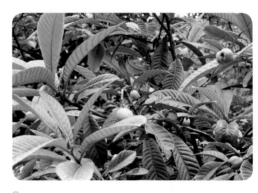

👆 枇杷叶

▶ **艾叶水** *针对受凉引起的腰痛*

　　艾叶水的保暖功效很强，因此对受凉造成的腰痛效果甚佳。取100克干燥艾叶放入锅中，加入适量的水煮20分钟，然后倒入洗澡水中。肌肉遇热后松弛，疼痛缓解，之后变凉后会再次收缩引起疼痛，所以最好在洗完澡后趁着身体温暖马上休息。

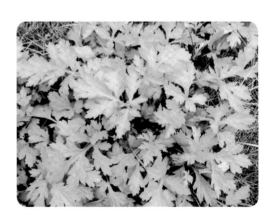

👆 艾叶

👆 芥末湿敷法

▶ **枇杷叶热敷** *良好的消炎作用*

　　这个方法具有消炎、净化血液的作用，可以缓解腰部疼痛，枇杷叶子一年中可以采集很多，经常使用这种方法可有效缓解腰痛。

【制作方法】

❶ 采集5~6片枇杷叶子，将其背面的细毛去除后切碎。

❷ 将枇杷叶碎末放入瓶中，再往瓶中倒入烧酒直到刚好浸没枇杷叶为止，盖好盖子放置3周时间即可。

腹泻

肠胃虚弱的人容易发生腹泻

腹泻多为胃肠功能低下或者肠黏膜异常引起，大多为肠易激综合征引起，压力过大也是其中原因之一。可以说原本肠胃虚弱的人就非常容易发生腹泻。

🧰 防治要点

腹泻者最好断食，但不要忘记补充水分。同时，梅子、尼泊尔老鹤草有很好的疗效。

主治植物

黄连

黄连叶
主心病逆而盛。

黄连花
治五劳七伤，能益气，
止心腹痛。

- 释名：王连、支连
- 性味：味苦，性寒，
  无毒

❗ 其他主治食物

糙米、山芋、韭菜、莲藕、梅干、无花果、萝卜等。

成品图

分类：
草部/山草类

成熟期：8~10月

1	2	3	4	5	6

7	8	9	10	11	12

黄连根
主热气、泻痢，治目痛眦伤流泪，能明目。

🥣 基本食物疗法

最好的办法就是断食，但要防止引起脱水症状，所以要加强水分补给。配合症状，逐渐食用固体食物，从梅干粗茶葛根粉汤，以及具有收敛作用的糙米莲藕汤等易吸收的食物开始，逐渐转到韭菜粥、山芋粥等。

● 韭菜粥 为肠胃驱寒

韭菜有驱除肠胃之寒、暖胃、调理身体的功效，因此，治疗受凉或者寒冷引起的腹泻和感冒最好的食物就是韭菜粥。

制作方法：

① 取出1/3杯的糙米洗净，在水中浸泡一晚。

② 取一小把韭菜洗净切碎。

③ 将糙米和韭菜放进砂锅中，倒入2/3杯水和1/4小匙的食盐，盖好盖子用中火慢炖。

④ 等到蒸汽从锅盖沿往外出时，马上变为大火，沸腾后用极小的火慢炖一小时。注意火候，防止溢出。

⑤ 用中火再次煮开后，调小火，用勺子从锅底开始上下翻动，粥稠即可。

● 梅干粗茶葛根粉汤 调理肠胃的最佳饮食

具有抗菌和调理肠胃作用的梅干，富含收敛作用的单宁酸等物质的粗茶，富含优质淀粉且具有调理肠胃功能的葛根粉。作为在断食后最初入口的食物再合适不过了。

制作方法：

① 将梅干放入茶碗中，捣碎。

② 另取出一小匙葛根粉和同等量的水溶解，将一杯加热的粗茶倒入，用中火慢煮至透明状，然后搅拌。

③ 将②倒入装有梅干的茶碗中。

● 山芋粥 健胃、调理肠道

具有健胃，调理肠道功能的山芋，同时也具有滋补、强健身体的功效。适合滋养腹泻后虚弱的身体，对伴有寒冷的腹泻很有效果。

制作方法(1人份)：

① 取出1/3杯糙米洗净，浸泡一晚。

② 取出1/3个山芋剥皮切成易食用的大小块状，泡入水中除去涩味。

③ 将糙米和山芋放进砂锅，加入2/3杯水，1/4 小匙的食盐，盖好锅盖后中火慢炖。

④ 蒸汽从锅沿儿出来时，改大火，沸腾后改为极小的火候慢炖1小时。注意火候，防止粥溢出。

⑤ 用中火再次煮开后，调小火候，用勺子从锅底开始翻动。

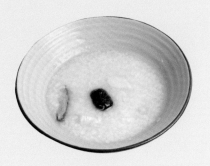

👆 山芋粥

▶ 老鹤草茶 *最负盛名的止泻良药*

作为民间最负盛名的止泻良药，老鹤草具有收敛作用的单宁酸，同时也含有具有解毒作用的琥珀酸等物质，被称为拥有"药到病除"效果的良药。在其花季的时候，尽量采集花季的叶子，然后阴干，每日取出20克用500毫升的水熬煮至一半的量饮用，天气冷时建议温热服用。

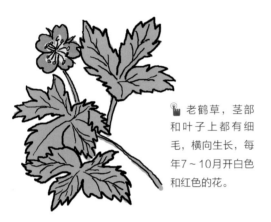

🖐 老鹤草，茎部和叶子上都有细毛，横向生长，每年7～10月开白色和红色的花。

▶ 无花果蜂蜜水 *强健肠胃*

具有良好的健胃、调理肠胃功能的无花果自古就被用为药材。将无花果的果实暴晒后用研钵研碎，再用平底锅干炒，在粉末中加入少量蜂蜜，放入热水即可饮用。

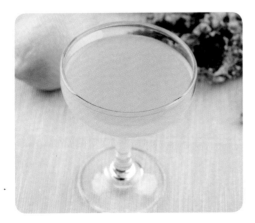

🖐 无花果蜂蜜水

▶ 梅子疗法

具有抗菌效果和调理肠胃作用

在治疗腹泻方面，能与老鹤草相媲美的就是梅子。梅子有着超强的抗菌和调理肠胃作用，不仅对腹泻有着良好的效果，同时对消化不良、腹痛也非常有效。特别是对于治疗水样泻非常有效。

取出两个梅干放在铁砂网上烘烤至表面焦化，放杯中捣碎，溶于热水中，趁热时饮用。

白梅醋是在制作梅干时产生的东西，将青梅和食盐交互放入其中，压上镇石2～3天后制成。盛出1匙直接喝，或者和着热水饮用。不能止泻的时候，可以用红梅醋加上少量生姜汁、砂糖。用白开水冲服。

通常取3个大豆大小的精致梅干食用，便可止泻。用热水溶解服用。

容易腹泻的人为了预防，平时最好饮用梅酒。同热水各一半稀释饮用。

【制作方法】

❶ 将1千克没有伤痕、坚硬的青梅用水洗净后去除水气。

❷ 将洗净的青梅装入瓶中或者坛子，加入1.8升烧酒，400克冰糖。

❸ 放在阴凉处保存，半年后开始饮用。

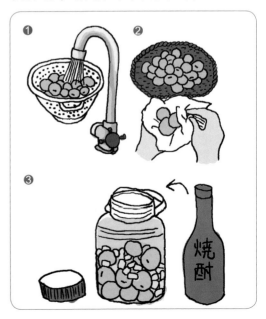

牙齿平时的保护非常重要

蛀牙是链球菌的一种突变体，是食物的残渣，特别是糖分溶解产生乳酸后，造成牙齿表面保护物质流失引起的。最初是接触凉食、烫食和硬食后会产生疼痛；虫牙严重的时候，累及牙髓，会产生剧烈的疼痛。一般认为是牙齿平时保护不好，或者是糖分摄取太多造成的。

牙周病是指牙龈、牙骨质等牙齿周围部位发生病变的总称。一般是牙龈发生炎症，健康的牙龈呈粉色，薄薄的包在牙齿的周围；发生炎症后，会变得更加赤红，有水肿的迹象。这样的话，就会紧紧包在牙齿和牙床周围，形成牙周袋后容易堆积牙垢。

牙垢堆积着大量的细菌，这些牙垢就是造成牙龈脓肿的原因。牙垢的繁殖能力很强，所以要勤于护理。牙石就是牙垢长期堆积形成的。

牙龈脓肿是牙龈出血和化脓的病症，从牙龈开始的炎症伸及牙根部，会出现牙龈肿胀，呈紫红色，口中异味等症状。这样下去，牙根部会渐渐露出，严重的话会变得不能咀嚼，最后脱落。

🧰 防治要点

日常保护很重要，繁缕盐和烘烤的茄子能够紧固牙龈。

主治植物

黄芩

黄芩叶
治肠胃不利。

黄芩花
凉心，治肺中湿热，泻肺火。

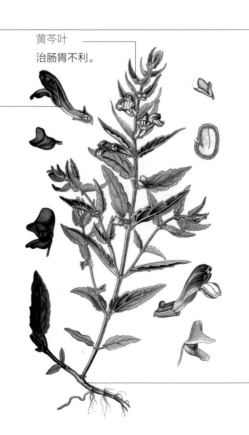

- 释名：腐肠、空肠、内虚、妒妇、黄文、苦督邮
- 性味：味苦，性平，无毒

❗ 其他主治食物

小松菜、胡萝卜、黑豆、生姜、大葱、艾叶等。

成品图

分类：
草部/山草类

成熟期：9~10月

```
 1  2  3  4  5  6
-+--+--+--+--+--+-
 7  8  ⑨ ⑩ 11 12
-+--+--[====]--+-
```

黄芩根
治各种发热，黄疸、牙疼等。

牙齿不好的人要意识到摄取钙质的重要性。虾皮、杂鱼干、沙丁鱼、小松菜、菠菜、羊栖菜、豌豆、芝麻、木棉豆腐、过油豆腐块等食物富含钙质，应每天食用。另外，更加重要的是为了避免牙垢的繁殖，饭后一定要保养牙齿，不仅要刷牙，还要养成护理牙缝的习惯。

 日本民间疗法

▶ 繁缕盐 针对牙痛和牙周病

很久以前就使用繁缕治疗牙痛和牙周病了。对于急性牙痛，将繁缕洗净，直接生着咀嚼就可以缓解牙痛。对于牙龈出血和牙龈脓肿，可以将洗净后的繁缕涂上食盐，揉搓后直接贴附于患处摩擦。

为了牙齿和牙龈的健康，每天必须护理牙齿。这一点，就要用到便于保存的繁缕盐了。繁缕同盐相配，用繁缕盐每天刷牙，涂抹在牙龈部按摩，对牙齿和口腔有杀菌作用，具有紧固齿龈、整洁牙齿，预防牙龈出血、牙龈脓肿以及口臭的效果。

【制作方法】

①将繁缕洗净后切碎。

②将一小把繁缕的茎和叶子在研钵中捣碎，然后用纱布榨出青汁。

③往砂锅或者浅砂锅倒入食盐，大约是青汁的1/3量，用小火干炒至浅橙色，盛出。

④青汁倒入砂锅中，用小火煮到没有水气为止。

⑤将砂锅中的青汁倒入平盘后晒干，倒入研钵研成粉末。

⑥将阴干的繁缕倒入砂锅后盖好锅盖，用小火烧至焦状，防止烟气冒出。也可以将繁缕捣碎后拌上粗盐，用平底锅干炒制成繁缕盐。

▶ 烤焦茄子盐
用身边的材料预防牙周病

烘焙的茄子能够紧固牙龈，预防和缓解牙龈脓肿。将茄子烤焦后用研钵捣碎成粉末。如果方便收集的话，可以用茄子的蒂部，制作更加简单，效果相同。用等同于烤焦茄子1/3量的食盐放在平底锅中用小火干炒至浅橙色，加入到烤焦茄子中。混在牙膏中每天早晚十分钟按摩牙齿表里，最后漱口。

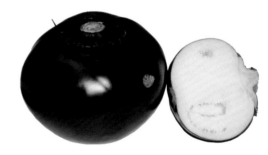

👆 圆茄子

▶ 蕺菜、决明子、牛蒡碎末
针对急性牙龈红肿

新鲜的蕺菜对于急性牙龈脓肿、牙龈出血非常有效。将新鲜的蕺菜用盐揉搓变软，然后夹在脸颊和牙龈之间入睡即可。将决明子煎至酱油色后含在口中同样有效。将50克牛蒡研碎后加1/2大匙食盐，加入适量的水熬煮至黏稠状，涂抹在牙龈部位，最后喝下去也可以。

头痛的具体症状及治疗方法

头痛大致分为由头部肌肉收缩引起的紧张性头痛和血管扩张引起的血管性头痛。紧张性头痛是沉重而迟钝的疼痛，颈部和肩部产生酸疼和胀痛感，所以又被称为肩酸头痛。血管性头痛代表症状为偏头痛，从头部一侧到太阳穴产生疼痛，严重时会有恶心的现象。

头痛一般是由精神压力、过度疲惫、睡眠不足、宿醉、感冒、眼睛疲劳等引起。但是，鼻窦炎、高血压、脑卒中、脑出血、蛛网膜下腔出血、脑肿瘤等疾病也会造成头痛，需要引起注意，应及时送往医院。

头痛时进行冷敷的人很多，但是紧张性疼痛发病时，冷敷会导致肌肉收缩，疼痛会变得更加剧烈。最好准备2～3片叶类蔬菜叠好敷于枕头上方，或者将豆腐和小麦粉混合在一起涂抹在漂白布或者纱布上，然后贴附在额头上。

发生头痛的时候，大多是由于丙酮酸、氨、尿酸等废弃物淤滞较多，所以可以通过净化血液、促进血液循环来治疗头痛。

防治要点

用身边的食材来缓解急性头痛，如豆腐、叶类蔬菜、萝卜泥、粗茶。

主治植物

梅子

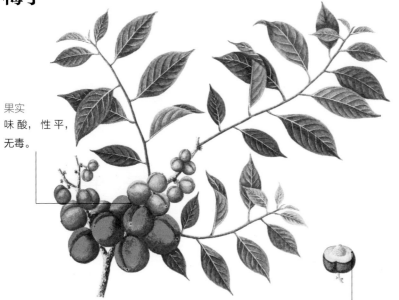

果实
味酸，性平，
无毒。

成品图

分类：
果部/五果类

成熟期：5~6月

| 1 | 2 | 3 | 4 | ⑤ | ⑥ |
| 7 | 8 | 9 | 10 | 11 | 12 |

核仁
主治明目，益气，
不饥。

⚠ 其他主治食物

豆腐、萝卜等。

• 释名：勤母、苦菜、苦花、空草、药实
• 性味：味辛，性平，无毒

▶ 梅干贴药　简单的头痛缓解法

此法为最普遍的日本民间疗法，准备去核的梅干，从内侧展开贴附于太阳穴上，然后再贴附上纱布用橡皮膏固定。

▶ 萝卜汁疗法　使用身边的食材

将纱布浸泡在萝卜的榨汁中，然后贴附在额头上，也可以仰头躺下后将2～3滴萝卜汁滴入鼻中，效果也很好。

▶ 菊花茶

通过镇静作用来使大脑清醒

菊花在中国被当作能够延年益寿的良药，具有散风清热，平肝明目，改善血液循环，降血压的作用。

也就是说，菊花茶能使眼睛和大脑变得清醒，特别是对头痛效果更好。菊枕也很有效，菊枕就是将菊花放入枕头中，据中国宋代书籍中记载，菊花专治头痛目热，可多多采集收入枕中。

【制作方法】
❶采集食用菊花花瓣，加入少许食盐，用热水焯一下。
❷擦去水分，铺开晾干。
❸准备10克干燥的菊花用热水冲服，每日三次。

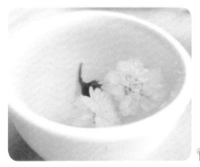
菊花茶

▶ 粗茶疗法　清洗鼻子来缓解头痛

在粗茶中加入少量的食盐，晾至人体温度后用滴液吸管滴入鼻腔，反复几次，洗净鼻腔即可。

▶ 足浴

针对血管性头痛和紧张性头痛

足浴能促进全身血液循环，无论是对血管性头痛，还是紧张性头痛都有效。艾叶足浴，其精油成分可以起到放松的效果。准备一小把艾叶和600毫升热水，将脚踝部位浸泡在热水中10分钟左右，水温在42～45℃之间即可，空腹进行，如果感到不适应马上中止。另外，在开始前，可以饮用酱油粗茶。

▶ 指压法（天柱、风池）

活络散淤

从头部后侧回流至心脏的血液经过天柱和风池两穴位，指压这两个穴位，有助于促进头部血液循环流畅。

天柱

位于头部后侧的发际部位，沿头部斜方肌（横穿的肌肉外缘，位于颈窝中央一指左右的位置）按压会有头痛感。

首先将左手或右手拇指按住一侧天柱，将其余指头按压在头侧部，将肘部顶在桌子上。一点点托住头部的重量，用拇指给以强烈刺激按压5秒后，再按压3～5分钟。另一侧同样。

风池

位于耳后侧的枕骨下方和颈窝下侧相交线的中间点位置，按压凹陷处会有疼痛感。

首先用任意一只手的拇指按压在一侧风池穴，将其余手指放在侧头部，用肘部顶在桌子上，一点点托住头部重量，用拇指向着头顶处给以强烈刺激按压5秒，再缓慢按压3～5分钟。另一侧同样。

精力的减退是自然现象

随着年龄增加，人的视力、听力、记忆力同腰、腿一样减弱，出现体力衰退。同样，精力也会减退，这是自然现象。然而，有些人会出现过度的衰退，年纪轻轻却没有性欲，甚至，还产生阳痿、早泄。

有助于强身固本的食物是体验式的，如果将药酒和药茶配合起来，虽然药效温和，但确实可以增强精力。需要注意的是精神上的压力，因为勃起中枢受到大脑的控制，一旦感觉有压力，会抑制反射，影响勃起。所以在性交前，应尽量放松最重要。

⊞ 防治要点

通过强身固本的食物和药酒，来恢复充沛的精力。

主治植物

人参

人参花
可补气强身，延缓衰老。

人参叶
可补气益肺，祛暑生津。

• 释名：黄参、地精、血参、土精、棒槌
• 性味：味辛，性温，无毒

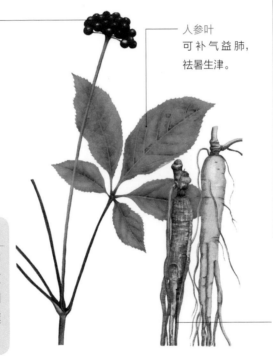

成品图

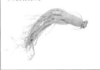

成熟期：6~11月

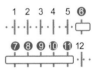

生长环境：
自然环境

❶ 其他主治食物

核桃、鳗鱼、柿子、甲鱼、芋头、黑芝麻、糯米、胡萝卜、胡萝卜叶、萝卜叶、莲藕、刀豆、木耳等。

人参根
补元气，增强记忆力，补肾壮阳。

🥣 基本食物疗法

治疗精力减退的代表性食物有韭菜、山芋、核桃、芹菜等。韭菜有很强的固精作用，对于治疗阳痿很有效，准备20克韭菜用榨汁机榨出青汁，每天饮用一次。经常喝韭菜粥也很好。山芋别名为"山鳗鱼"，有很好的滋养、强壮身体的效果。捣碎后用酱油提味，每天大约服用50克。核桃对于治疗阳痿也很有效，每天大约服用60克。芹菜也有很好的强壮身体的疗效，每天早上饮用一杯榨汁即可。无论哪种方法，贵在坚持！

除此之外，鳗鱼、泥鳅、柿子、甲鱼、芋头、黑芝麻、糯米、胡萝卜、胡萝卜叶、萝卜叶、莲藕、葱头、薤、薤白、大葱、刀豆、木耳、松子、葵花子、南瓜子、鲤鱼酱汤等也有助于改善精力减退的状况。

 日本民间疗法

▶ 油腌银杏　强身固本的良药

银杏自古就作为强身固本的良药食用。将去壳的银杏干炒后，倒入刚好浸没银杏的芝麻油，存放三个月后食用。每日仅限三颗，进食过多会引起消化不良。

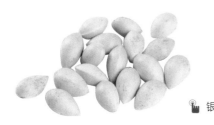
🖐 银杏

▶ 淫羊藿、枸杞、高丽参、何首乌的茶

增强精力、延缓衰老

【制作方法】

准备淫羊藿4克、枸杞4克、高丽参4克、何首乌4克，用600毫升水煎至400毫升，作为一天分量饮用。能够有效缓解衰老，增强精力，防止老花眼和耳聋。

▶ 淫羊藿疗法

从《本草经集注》开始的强精药

（附：在日本，《神农本草经》和《本草纲目》被认为是最具权威的医学著作，所以会出现一些滥用。）

生长于平地和山地间，每年4～5月会开出类似船锚的花，因此得名"碇草"。中国自古就用作强精药，中医称为淫羊藿或仙灵脾。《本草经集注》中记载了此名的由来：南北朝时著名医学家陶弘景一日采药途中，发现公羊啃食一种草后，阴茎极易勃起，与母羊交配次数也明显增多，而且阳具长时间坚挺不痿。这种草后来被称为"淫羊藿"。实际上经检测也确定了其中含有能够有效促进人体性激素分泌的淫羊藿苷，而且经确认中国的淫羊藿和日本的碇草成分上大致相同。

【制作方法】

准备10～20克淫羊藿干叶，用600毫升的水煎至2/3量作为一日服用量，也可以将干叶捣碎，取2克用水冲服，每日三次，效果更好。用作药酒效果也很好，准备200克干叶加入1.8升烧酒，再加入200克冰糖放置在阴凉处三个月后可以饮用，每次饮用15～20毫升，每日两次。

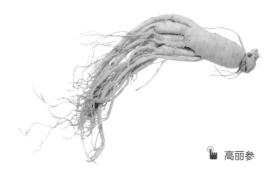
🖐 高丽参

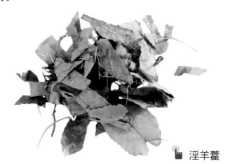
🖐 淫羊藿

▶ 枸杞叶茶 *补充精气不足*

枸杞属茄科落叶小灌木，长于山野或者海边，南北朝时期陶弘景的著作《本草经集注》中记载："补益精气，强盛阴道"，即枸杞补充精气不足，有强健泌尿生殖器功能的作用。

【制作方法】

每年秋季采集带叶树枝，洗净后阴干，取10～20克用600毫升的水煎至一半分量，每日分三次饮用。或者取用同量的水煎煮10分钟后代茶服用。

▶ 高丽参酒 *补充精力、安定精神*

高丽参原产自朝鲜半岛，后传到中国的东北地区。因据称此物有"补气救脱"、"养心安神"等作用，所以对消除疲劳、增强体力、延缓疲劳等有很好的效果。

【制作方法】

高丽参多作为药酒饮用，准备200克高丽参，用1.8升烧酒腌制，大约半年后可以饮用。每日饮用10毫升较适宜。

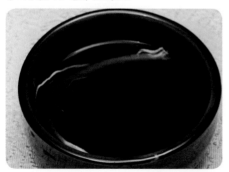

🖐 高丽参酒

▶ 何首乌酒 *延年益寿，增强性欲*

何首乌属蓼科藤蔓性多年生草本植物，多使用块根部，中药名为"何首乌"，中国的《本草纲目》中记载，"补肝、益肾、养血"，常用作延年益寿和增强性欲的药物。最有效果的是鲜根部做成的药酒，将根部洗净后用1.8升烧酒腌制三个月以上，每日睡前饮用。

▶ 黄精酒 *小林一茶之最爱*

中医将鸣子百合称为"黄精"，属百合科多年生草本植物，多用其根茎部。

具有补中益气、润心肺、强筋骨的功效。52岁结婚并且同三个妻子生下五个孩子的小林一茶常饮之物就是用鸣子百合制成的黄精酒。制作黄精酒要准备500克晒干的黄精、冰糖250克，用1.8升的烧酒腌制一个月后便可饮用。每日适宜饮用一杯。

▶ 山药酒 *每日代酒*

山药自古就因作为增强性欲的食品而著称。晒干后入药，具有固肾益精、增强性欲等功效。可以将山药擦碎后食用，但比较花费功夫。若要持久食用的话，最好每日代酒饮用，每日两杯。

【制作方法】

❶准备200克山药，剥皮。

❷将剥好皮的山药放入瓶中，用烧酒或者白干1.8升腌制三个月。

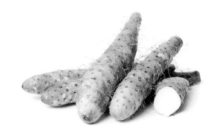

🖐 山药

▶ 大蒜酒 *强健身体、增强性欲的根本*

要说强健身体、增强性欲还是大蒜最好。因为它含有能增强性欲的亚磷酸和蒜素等有效成分。

【制作方法】

❶准备一头大蒜，黄酒200毫升。

❷将大蒜擦碎。

❸黄酒和大蒜放进瓶子中，密封好，两个月后便可饮用。每天一次，每次饮用半匙。

咳嗽、咳痰

咳嗽是呼吸道的排异反应

咳嗽是因为呼吸道有分泌物或者为排出侵入呼吸道的粉尘物而引起的反应。咳痰是由于气管和呼吸道中发生炎症的时候，炎性分泌物刺激气道引起的。

健康的人也会咳嗽吐痰，随着年龄不断增长而更容易有这些症状。长期不能止咳者，并且出现脓痰的时候也就很有可能是患上支气管炎、肺炎、哮喘、心脏病等疾病。

 防治要点

对于治疗咳嗽和咳痰，莲藕很有效。擦碎服用，或者饮用糙米莲藕汤。

主治植物

车前子

* 释名：当道、牛遗、牛舌草、车轮菜、地衣
* 性味：味甘，性寒，无毒

！其他主治食物

紫苏、香芹、黄麻、明日叶、莲藕、南瓜、胡萝卜等。

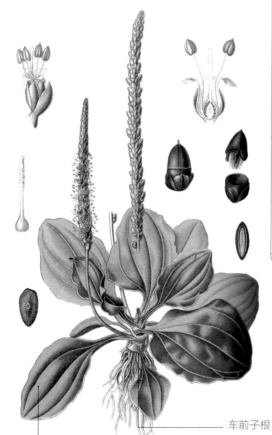

车前子叶
主金疮出血，鼻出血，淤血。

车前子根
能止烦下气。

成品图

分类：
草部/隰草类

成熟期：8~10月

1	2	3	4	5	6

7	❽	❾	❿	11	12

🥣 基本食物疗法

莲藕中含有的单宁酸对炎症有很好的抑制作用，因此对咳嗽和咳痰都有好处。特别是藕节部分更有疗效，平时作为食品，能有效止咳化痰。

选择莲藕的靡汁和糙米莲藕汤，将莲藕靡中倒入热水，晾凉后漱口亦可。

对于易咳多痰的人，保护呼吸道系统黏膜是至关重要的，胡萝卜素有强健呼吸道黏膜的作用，绿紫苏、香芹、黄麻、明日叶、南瓜、胡萝卜、西兰花等食物中富含胡萝卜素。

● 莲藕+生姜汁 *治愈咳嗽和咳痰的根本*

莲藕能有效止咳化痰，生姜也具有发汗解表、温肺止咳的功效，可治外感风寒、胃寒呕吐、风寒咳嗽等病症，莲藕生姜汁是治疗咳嗽、咳痰的首选。

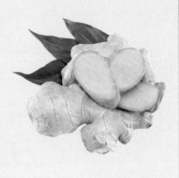

制作方法（一日用量）：

① 用陶制的擦菜板将莲藕连皮擦碎成泥，准备一杯。

② 准备一勺陈姜泥，加入莲藕泥中，加入少量食盐和200毫升热水搅拌，分2～3次服用。咳嗽严重的时候，只需饮用1～2杯莲藕汁即可。

生姜 👆

🪣 日本民间疗法

▶ 萝卜糖

针对咳嗽、多痰、咽喉肿痛

萝卜具有消炎作用，能缓解咳嗽和咳痰以及咽喉的肿胀。作为"润肺之物"，与蜂蜜混合制成萝卜糖，能有效缓解咳嗽和咳痰。

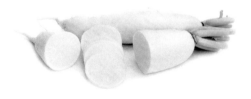

👆 萝卜

【制作方法（容易制作的分量）】

❶准备200克萝卜，将萝卜洗净，擦净水分后带皮切成1～2厘米的小块。

❷将萝卜块放进保存瓶中，倒入蜂蜜，刚好浸没萝卜。盖好盖子后放置阴凉处3天后将浮起的萝卜滤出即可。

❸取一大匙萝卜糖放在碗中，倒入热水饮用。饭间饮用效果颇佳。

▶ 湿敷疗法 *缓解支气管炎*

如同在支气管上加盖一样，将生姜湿敷于胸部和背部，然后再用芋头湿敷。

将枇杷叶的糙面用火烤热后晾至适当温度后贴附在支气管相应的体表部位，然后再用煮过的芋头贴附在上面保温，效果更佳。

▶ 牛蒡擦泥汁 针对黏痰

牛蒡擦泥汁对黏痰较多的情况非常有效。

【制作方法】

❶牛蒡洗净，用金属以外的擦菜板连皮擦碎。

❷取汁后，每次两杯。

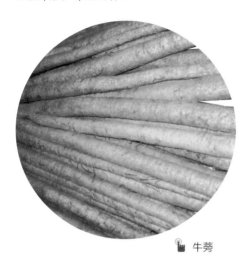

👆 牛蒡

▶ 枇杷叶茶 针对感冒咳痰

用枇杷叶泡茶具有良好的消炎作用。但性凉，有降温的作用，所以体寒者应忌服。

【制作方法（一天分量）】

❶将枇杷叶洗净，去掉叶子背部的绒毛。

❷用菜刀将叶子切成1厘米宽，放进搪瓷锅中，倒入1.8升的水大火熬煮沸腾。然后小火煎至一半分量。

❸每天三次，每次饮用一杯半。可以适当加入一些蜂蜜，效果更佳。

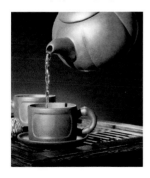

👆 枇杷叶茶

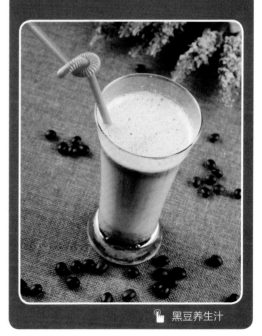

👆 黑豆养生汁

缓解视疲劳最简单的方法就是向远方眺望

现代人的生活中经常会长时间盯着电脑和手机屏幕前，长期近距离观看画面会给眼睛带来很大的负担。近距离观看的时候，人眼的睫状体肌肉会收缩、增加晶体厚度来调节焦点距离。长期近距离观看会使睫状体持续收缩，导致用视疲劳，引起视力下降，眼睛酸疼、干涩、发痒、焦点模糊等症状。严重的会出现颈部和肩部酸疼僵硬，引起头痛、恶心等症状。

近距离看物，副交感神经兴奋；远距离看物，交感神经兴奋。长时间近距离观看副交感神经处于活跃状态。人体清醒时交感神经兴奋，就寝时副交感神经兴奋。一直近距离看物，会导致副交感神经一直处于活跃状态，不能得到很好的休息。因此破坏了自主神经的平衡，引起身体各种不适症状。

为了减轻视疲劳，最简单的方法就是经常向远方眺望。缓解睫状体紧张，改变副交感神经始终处于活跃的状态，达到与交感神经正常交替的状态。眼睛疲劳、视力衰弱，也可能是白内障的早期症状。眼睛是身体中精密的器官，一旦感觉异常，应尽早就医。

🧰 防治要点

维生素A可以有效治疗视疲劳，湿敷和指压也可以有效促进血液循环。

主治植物

菊花

菊花
治诸风头眩肿痛。

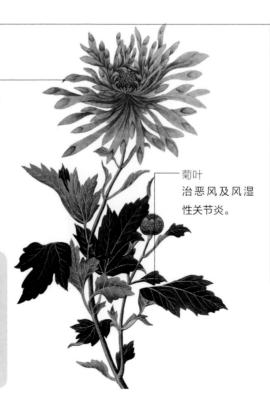

- 释名：节华、女节、女华、
  女茎、日精
- 性味：味苦，性平，无毒

菊叶
治恶风及风湿性关节炎。

⚠ 其他主治食物

核桃、鳗鱼、柿子、甲鱼、芋头、黑芝麻、糯米、胡萝卜、胡萝卜叶、萝卜叶、莲藕、刀豆、木耳等。

成品图

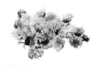

分类
草部/隰草类

成熟期：9月

1	2	3	4	5	6

7	8	**9**	10	11	12

维生素A具有保护眼睛黏膜、维护眼睛健康的功能，胡萝卜、南瓜、小松菜、菠菜、七鳃鳗等食物中富含维生素A。胡萝卜汁对治疗眼睛疲劳效果最佳，每天饮用三次，眼睛便不容易疲劳。另外，肝脏不好时眼睛会容易疲劳，所以保护肝功能也有助于改善眼睛疲劳的情况。

日本民间疗法

▶ 湿敷疗法　促进眼部血液循环

【制作方法】

粗茶疗法是最简单的眼睛疲劳护理法。煎煮的浓粗茶加入少量食盐，用茶叶篦子滤干净后将脱脂棉或者纱布浸泡在茶中然后拧干，晾至合适温度后贴附在眼睛上。变凉后再次重复，直到眼睛感觉舒服的时候为止。这种茶对于治疗白内障也有一定效果。

眼睛内部疼痛，可以用豆腐湿敷。将豆腐和小麦粉混合在一起搅拌到合适的硬度后，用布包好贴附在眼睛上，每小时换一次。

枇杷鲜叶具有良好的消炎作用，对眼睛内部疼痛也很有效。准备枇杷鲜叶3～4片，用擦菜板擦碎，再将老姜擦泥，相当于枇杷鲜叶的1/10的分量，再加入水和小麦粉搅拌到合适的硬度，放在纱布上包好，再用油纸托着放在眼袋部位。

就寝前用芋头湿敷：将新鲜的芋头擦碎，弄成黏稠状，用纱布夹住贴附在太阳穴上。这样就会在睡眠中改善眼部周围的血液循环，祛热止疼。

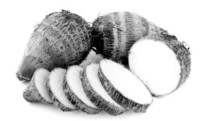
👆 芋头

▶ 菊花茶

针对眼睛疲劳，眼睛酸疼等症状

中医认为菊花有清肝明目的功效，可治疗肝火上炎导致的眼睛疲劳、眼睛酸疼、视力下降。菊花对与眼睛关系密切的肝脏也有疗效。

【制作方法】

准备菊花10克，用600毫升水煎至一半分量，一天分为三次饮用。市场上出售的菊花可能有农药残留，所以尽量选用自家栽培的为好。在秋季开花季节采集，洗净后在阳光直射下晒干。这样保存起来什么时候使用都可以。如果自家栽培，可以制成粉末饮用。

准备对肝脏有益的蒲公英和菊花各10克，用600毫升水煎至一半分量饮用，效果更佳。

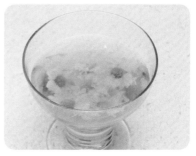
👆 菊花茶

▶ 枸杞叶、菊花滴眼药

针对眼睛酸疼

准备干燥的枸杞叶，煎煮后冷却，用煎汁滴眼。准备15克菊花，用600毫升水煎煮至一半分量，将煎汁过滤，稍稍变凉后滴入眼中，最好使用无农药的原料。

体寒是万病之源

寒证是由末梢毛细血管血液循环不畅引起的。身体的一些部位会因为缺少血液流动而感到寒冷，同样可以理解手脚容易感觉寒冷是因为距离心脏最远。很久以前就有一句谚语叫"体寒是万病之源"。确实，如果身体寒冷，会引起头痛、腰痛、肩膀酸疼，身体寒冷还会导致无法入睡等情况的发生。长期体寒会引起便秘、心悸、膀胱炎、肾炎、月经不调、不孕症等疾病。人体的平均体温每年都在呈下降趋势，36℃以下就容易过敏，癌细胞最佳增殖温度为35℃左右。由于血行不畅造成人体所需的氧和营养不能充分输送到全身，引起新陈代谢异常，最终导致各种疾病的发生。

如今，受到寒证问题所困扰的人有逐年增加的趋势，这是因为人们喜欢食用一些降低身体温度的食物。另外，不规律的生活导致掌管血液循环的自主神经功能恶化也是原因之一，压力太大能使末梢神经收缩，这也是近年来寒证发病率增加的重要原因。

改变饮食的同时，适当的运动和沐浴，能改善血液循环的状况，调整自主神经，平时注意减少精神压力都是可以改善寒证的。

 防治要点

> 尽量避免食用寒性蔬果食材，多食用暖身食材。每日进行半身沐浴也很有疗效。

主治植物

黄芪

黄芪花
疗月经不调，痰咳，头痛，热毒赤目。

- **释名**：黄耆、戴椹、独椹、芰草、蜀脂、百本、王孙

- **性味**：味甘，性微温，无毒

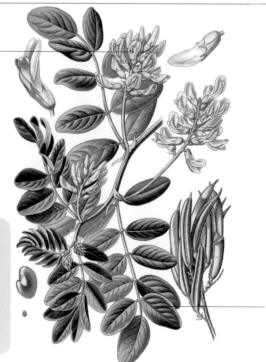

其他主治食物

洋葱、糙米、谷子、稗子、芝麻、南瓜、葱、莲藕、结球甘蓝、花椰菜、羊栖菜、小松菜、核桃等。

成品图

分类：
草部/山草类

成熟期：8~9月

1	2	3	4	5	6

7	**8**	**9**	10	11	12

黄芪叶
疗渴以及痉挛，痈肿疽疮。

应以糙米、谷子、稗子等谷物和大酱、根菜类等暖体的食材为主，与其他饮食相结合。糯米脂肪含量是粳米的3倍，有良好的暖身功能，每天用大酱汤加入1~2个糙米饼即可。吃饭的时候，尽量还是食用煮葛根汤和荞麦饼。在腰部和脚有寒证时，荞麦饼的疗效很好。具体对于寒证有益的食材有芝麻、南瓜、土豆、葱、水芹、莲藕、结球甘蓝、花椰菜、羊栖菜、小松菜、韭菜、核桃等。芝麻和南瓜富含维生素E，维生素E可以有效扩张末梢血管，增加血液流量，莲藕、结球甘蓝、花椰菜等富含可缓解血管收缩的维生素C，羊栖菜和小松菜有助于促进造血功能。

寒证并不是一朝一夕就可改变的，每天食用韭菜炒核桃，以及加入根菜类和大酱的时雨酱汤，对于改善血液循环有很大的帮助。

相反，寒证患者不应多吃的食物是西瓜、甜瓜、番木瓜、柿子、梨等水果以及青椒、黄瓜、茄子、冬瓜、西红柿等夏季时令蔬菜。

● 荞麦面饼 针对腰部和脚的寒证

制作方法（一人份）：

① 在300毫升的热水中加入一杯荞麦粉搅拌。

② 用中火熬煮，不停用筷子搅拌。

③ 将切好的葱，烤干倒入，蘸上适量酱油后即可食用。

● 炒韭菜核桃 有效改善血液循环

制作方法（容易制作的分量）：

① 准备50克核桃，剥去嫩皮，用芝麻油炸好。

② 在别的锅里倒入一勺芝麻油，准备250克韭菜，切成3~4厘米的小段，待油热后倒入锅中翻炒，然后再倒入炸好的核桃。

韭菜炒核桃 👆

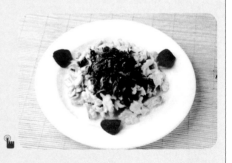

● 时雨大酱汤 坚持每天食用时雨大酱汤对改善寒证也有很好的疗效

制作方法（容易制作的分量）：

① 准备洋葱200克、莲藕50克、胡萝卜30克、老姜10克，洗净切碎，将30克牛蒡切薄片。

② 在油锅中倒入一大匙芝麻油加热，然后再依次按照洋葱、牛蒡、胡萝卜、莲藕的顺序倒入翻炒。

③ 倒入锅内大约3厘米深的水，加盖煮一会儿。

④ 等到蔬菜变软后加入40克豆瓣酱，加盖煮一会儿。

⑤ 待收汁后加入姜搅拌。

▶ 藏红花茶

改善血液循环，促进新陈代谢

藏红花的精油成分有发汗作用，有助于改善血液循环和促进新陈代谢。

【制作方法】

准备 10 株藏红花雌花花蕊，倒入 100 毫升的热水后取上面比较清澈的水饮用，因为对痛经有很好的作用，所以可在痛经和月经不调的时候饮用，但孕妇应禁止服用。

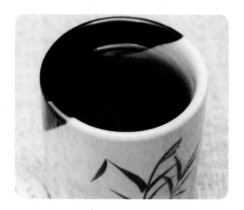

👆 藏红花茶

▶ 当归茶 补血活血、调经止痛

当归属伞形多年生草本植物，中医认为当归补血活血、调经止痛。在晚秋时节，当叶子开始变黄时，将当归的根部和茎部阴干储存。

【制作方法】

准备 10 克用 600 毫升水煎至一半分量，空腹饮用。

▶ 艾叶茶 有效治疗寒证

艾叶富含叶绿素，因作为暖身草药而著称，盛夏开花时节药效最佳，其他时候也可以。阳光直射晒干后保存，用600毫升的水将200克艾叶煎至一半分量，空腹时饮用。

▶ 枣酒，大蒜酒 睡前喝一杯

【枣酒的制作方法（容易制作的分量）】

❶ 准备干枣300克，去核。

❷ 将枣和1.8升烧酒或者白干放入广口瓶中，放入冰糖300克和切成薄片的生姜20～30片，腌制三个月后可以饮用，每天饮用一匙即可。

【大蒜酒的制作方法（容易制作的分量）】

❶ 准备500克薄皮大蒜瓣，切除根部和芽。

❷ 将大蒜和1.8升烧酒或者白干放入广口瓶中，在放入冰糖300克和切成薄片的生姜20～30片，腌制半年后可以饮用，每天饮用一匙。如果等不了半年时间，可以将三瓣大蒜擦碎，倒入1.8升的黄酒，放置10天后即可饮用。

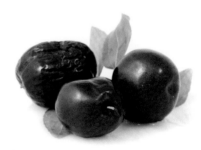

👆 大枣

▶ 松叶酒 每晚两杯，改善寒证

每晚饮用松叶酒、咀嚼数十片松叶，可以有效改善寒证。

也可以尝试在沐浴温暖身体后将松叶汁涂抹全身，保持30分钟，然后用香皂洗净，再次入浴温暖身体。这样可以促进血液循环。

▶ 脚部的温水和冷水浴

从身体内部开始温暖

【操作方法】

温冷水足浴不仅可以温暖脚部，还可以调整自主神经的平衡。准备两桶水，分别为17～20℃的凉水和40～42℃的热水，浸泡到小腿肚部位，先热水 3 分钟，再冷水 30 秒。反复进行。稍感不适马上停止。

贫血

血红蛋白缺少即是贫血

血液由血浆、血小板、红细胞以及白细胞组成，红细胞负责将肺吸入的氧气运送到身体各处。在肺部与氧结合的是一种含有红细胞的蛋白质，叫作血红蛋白。在红细胞中紧密地聚积着这种血红蛋白，血红蛋白在与氧结合后，红细胞就像搬运车一样将氧气供给到身体各个部位。血红蛋白缺少即是贫血，较多原因是不能制造出足够的血红蛋白引起的。血红蛋白中的主要成分是铁，由于铁元素含量较低引起的缺铁性贫血多发于女性。女性在经期、妊娠、生产、哺乳等情况下流失铁元素，同时再加上铁元素摄取不足就会容易发病。女性贫血会给月经带来影响，导致经期不规律，甚至闭经。铁元素的特点是吸收困难，多摄取维生素C和铜元素可以提高吸收率。贫血也可以由制造红细胞必需的营养元素，即维生素B_{12}和叶酸不足造成。脸色不好、身体乏力、头晕目眩等是贫血的征兆，还有运动的时候会有心悸和气喘也是贫血的征兆。

肠道内出血，破坏红细胞的自身免疫疾患以及骨髓功能低下等潜在原因也会造成贫血，所以一旦症状严重，建议马上就医诊疗。

 防治要点

建议常食用羊栖菜配莲藕、酱油粗茶和紫苏酒也很好。

主治植物

水芹

水芹叶
能保血脉，益气。

- 释名：芹菜、水英、楚葵
- 性味：味甘，性平，无毒

⚠ 其他主治食物

带鱼、磷虾、荞麦、纳豆、紫苏、香芹、木耳、波菜、小松菜、萝卜叶、大豆、黑芝麻、海胆、鲤鱼、蚬等。

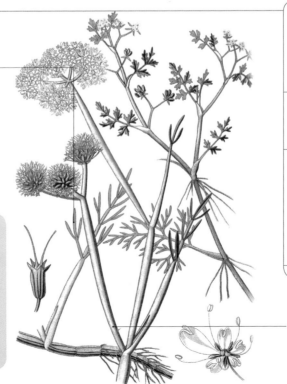

水芹茎
能止血养精。

 成品图

分类：
菜部/荤辛类

成熟期：9~10月

1	2	3	4	5	6

7	8	9	10	11	12

🍴 基本食物疗法

带鱼、大马哈鱼、沙丁鱼、磷虾、杂鱼干等鱼类和荞麦、木耳、菠菜、小松菜、萝卜叶等蔬菜中都富含铁元素。菠菜以富含铁元素著称，但羊栖菜是菠菜的15倍。梅脯中不仅含有铁元素，而且富含促进铁元素吸收的维生素C，也是很有名

的治疗贫血的食物。每天可以食用2~3颗。

能够定期补充铁元素的食物是羊栖菜配莲藕。富含铁元素的羊栖菜配上富含维生素C的莲藕应该是家中常备菜。大豆、海胆、鲤鱼、蚬等食物能够有效促进造血功能。

咖啡、红茶中含有的单宁

酸会吸收铁元素，抑制铁的吸收，所以贫血的人应该尽量少饮用。以糙米为主食的人也容易患上贫血，这是因为糙米中含有一种叫做植酸钙镁的物质，可以抑制铁元素的吸收，所以食用糙米前最好浸泡一天，可以避免这一缺点。

● **羊栖菜配莲藕** 作为常备菜补充铁元素

制作方法（容易制作的分量）：

① 准备25克干燥的羊栖菜洗净后，切成2厘米长；准备莲藕100克切好。

② 在锅中放一大匙油加温，翻炒莲藕，把莲藕堆置在锅中一旁，再翻炒羊栖菜。

③ 在锅中加入适量的水，刚好浸没蔬菜，加盖炖煮25分钟。

③ 开盖加入两大勺酱油，继续翻炒至收汁即可。

🪣 日本民间疗法

▶ **酱油粗茶** 用于贫血

酱油很早之前就用作治疗贫血，粗茶对于铁元素吸收阻力较小，两者混合饮用疗效更佳。由大豆和小麦酿造的天然酿造酱油含有酱油多糖类，这能使铁元素吸收更为容易。

【制作方法】

准备 5 ~ 10 毫升酱油，将煮开的粗茶倒入做成酱油粗茶。每天 2 ~ 3 次，饭间饮用。

▶ **咸草茶** 提高铁元素吸收率

咸草为伞状多年生草本植物。它不仅富含维生素C和铜，还含有促进造血功能的维生素B_{12}和叶酸。将春季到初夏时期采集的嫩叶洗净后阴干，准备30克，用600毫升水熬煮至2/3的分量后代茶饮用。

▶ **紫苏酒** 每日补给铁元素

紫苏富含铁元素，可作为药酒每日饮用。

【制作方法】

将紫苏洗净阴干，准备200克撕碎后加入1.8升烧酒或者白干，浸泡三个月后即可饮用。在秋季采集带花穗和叶子的茎部，洗净后腌制效果也很好。每天饮用两杯。

将花穗阴干后用食物搅拌机捣成粉末，加入适量的食盐后就制成了美味的食品。

▶ **青汁** 补给铁元素

咸草、蕺菜、艾叶、香芹、紫苏的叶子、小松菜、春菊、萝卜叶、胡萝卜叶等榨出青汁饮用。将这几种叶子加入适量的水后用研磨杵捣碎，用纱布或者布榨汁。然后倒入适量的蜂蜜饮用，蜂蜜中也富含铁元素。

便秘

保持大肠健康对于预防便秘最重要

　　大肠可以吸收水分、矿物质以及其他营养物质，还有生产维生素的作用。但是，其最重要的作用是将食物残渣转化为粪便，并且通过粪便将体内毒素和废弃物排出体外。人体需要将消化吸收后的食物残渣、新陈代谢的废弃物以及体内堆积的毒素排出体外。大肠在健康的状况下会毫不拖延地向体外排便，所以即使有一些病患也会得到改善缓解。对我们的身体健康来讲，不仅"吸收"是重要的，"排泄"也同样重要。

　　保持大肠健康，预防便秘是最重要的。理想状态时，进食20～28小时后粪便就应排出体外。大肠内的温度在38℃左右，粪便在大肠内积存时间太长，就会腐败、发酵，大肠会因为受到刺激而发炎，粪便腐败发酵后产出的废弃物和毒素通过肠壁再次被血液吸收，导致血液环境破坏。这样容易导致净化血液的肝脏和肾脏疲劳，甚至功能减弱，因此，大肠可以影响整个身体的健康。一旦发生便秘，肝脏会将好不容易从血液中分离出来的废弃物再次吸收。一般，肝脏分离出来的废弃物和胆汁混合在一起进入大肠，同粪便一起排出体外。所以粪便一旦不能在大肠内顺利排出，这些废弃物会通过肠壁被再次吸收，回到血液中。含有这些物质的血液会引起全身组织和器官的各种问题。毒素堆积在体内虚弱部位，会导致炎症、肿胀、疼痛等问题，轻微时会引起头痛、皮肤粗糙，严重时还会引起大肠癌、乳腺癌、过敏、高胆固醇、慢性疲劳、自身免疫疾患等疾病。

主治植物

海带

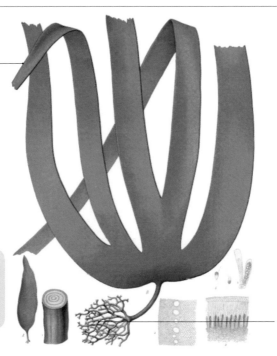

海带叶
治地方性甲状
腺肿大。

- 释名：纶布、昆布
- 性味：味咸，性寒，
　　　无毒

❗ 其他主治食物

　　香蕉、芋头、牛奶、番薯、芋头等。

海带根
主催生，治妇人病，
疗水肿。

成品图

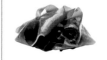

分类：
草部/水草类

成熟期：7~9月

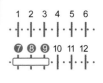

1	2	3	4	5	6
❼	❽	❾	10	11	12

防治要点

> 每天以富含膳食纤维的食物为常备食物，坚持饮用决明子、蕺菜效果也很好。

🥄 基本食物疗法

便秘的原因，首先要想到的是精制面粉和砂糖的摄取过剩。现代的生活环境中，经常会出现各种环境污染物和化学物质，为了排便顺畅，大肠会分泌过多的黏液来保护大肠，而精制面粉和砂糖吸收消化后剩余的残留物会和这些过剩的黏液一同变成硬块，便会有形成宿便的可能。而这里也是细菌和寄生虫滋生的温床。还有一个原因就是过多食用肉类产品。我们的大肠中大约有400种、100万亿的细菌。菌群组成在正常情况下是稳定的，微生物之间的相互作用是调节大肠固有菌群的重要因素。肠道菌群还能产生各种物质抑制其他对机体有害的菌种生长，甚至以此作为自身调节的方式。过食肉类食品，很容易在大肠内形成有害菌居住的环境。

水分不足也是便秘的一大原因。大肠内的食物残留物吸收水分才能形成粪便，水分摄取充足，大肠就可以吸收足够的水分。而一旦水分摄取不足，水分都被食物所吸收，就会导致粪便变硬，使便秘的状况恶化。

为了预防和缓解便秘状况，平时有必要多食用富含膳食纤维的食物，人体的消化酶和消化液无法分解膳食纤维，因此会增加粪便量。排泄粪便的蠕动运动是肠壁受到粪便刺激产生的，粪便的体积变大就会促使蠕动运动活跃，可以顺利排便，减少大肠和毒素接触的时间。

膳食纤维会将肠壁的粪便弄碎排出，还会像扫帚一样将体内毒素清除体外，是大肠健康不可或缺的物质。另外，膳食纤维还能成为肠道内正常菌群的诱饵，促进正常菌群的活性化，因此也会改善肠内环境，提高大肠功能。建议日常生活中尽量少食肉食，摄取足够的膳食纤维。

每天膳食纤维的理想摄取量为25克，一部分研究者认为是40克。而喜欢喝牛奶等蛋白类饮品，以及喜欢肉食的人摄取量不足10克。膳食纤维不仅能有效改善大肠功能，治疗便秘，还可以有效减少大肠癌、直肠癌、糖尿病、心脏病、憩室炎、大肠炎等疾病的患病概率。

养生饮食中常备菜的特点就是富含膳食纤维，羊栖菜富含矿物质元素，羊栖菜配芋头是膳食纤维丰富食物的代表。赤豆配海带不仅能有效缓解便秘，还能治疗肾脏疾病。牛蒡也富含膳食纤维。这些食物可以在冰箱内放置4～5天，可每天食用。

至今为止，膳食纤维如果不足，要补充到适当需要花费大量时间。如果突然补充大量膳食纤维，会造成腹部痉挛、腹胀，这是因为残渣过多，所以还是应该一点一点地增加。如果进食很多膳食纤维，但仍然容易便秘，就是水分摄取不足了。水分过少，而膳食纤维过多，会导致便秘的形成。

● 羊栖菜配芋头 膳食纤维较多的食物组合

制作方法（容易制作的分量）：

① 准备羊栖菜50克，在盆中倒入大量的水揉搓洗净，然后放在竹篓中控去水分。

② 准备芋头150克，用食盐揉搓，然后用热水烫10分钟。

③ 将芋头切成四块，将每块再切薄。

④ 将锅加热，倒入切好的芋头干炒。

⑤ 将炒好的芋头移至锅的一侧，然后倒入两小匙的芝麻油，待油热，将洗好的羊栖菜切成段倒入锅中翻炒至没有藻腥味为止。

⑥ 向锅中加水至完全浸泡，用大火加热，煮开后改为中火，加盖炖煮20分钟。

⑦ 等羊栖菜鼓起变软后加入两大匙的酱油。

⑧ 用小火慢炖，待收汁后加入半匙酱油搅拌即可。

● 赤豆海带 不仅针对便秘，还能有益于肾脏

制作方法（一日用量）：

① 将海带切成1厘米长的小块。

② 将一杯洗净的赤豆、相当于赤豆3～4倍的水还有海带倒锅中用强火加热，沸腾后改小火。

③ 因为水会减少，所以要反复加水，直到将赤豆煮到一捅就破，最后加入1/3匙的食盐关火。

🪣 日本民间疗法

▶ 戟菜、决明子茶 根治便秘

能通便缓泻的戟菜作为缓解便秘的传统茶饮用，掺入决明子会更有效果，变得更加芬芳。戟菜、决明子茶对肝脏和肾脏也很有好处，所以长期饮用可以促进排毒。

【制作方法（一日用量）】

❶准备10克决明子干炒。

❷将炒好的决明子和10克干燥戟菜倒入陶壶中，再加入1.8升的水。

❸用中火加热，注意不要溢出壶外，煮至沸腾，然后用尽量小的火来煎煮30～40分钟，煎至一半分量。

❹用茶笸子滤清，如果不分开的话，有效成分会回到草药中去，因此必须滤清。分为三等分，一天饮用。

▶ 海带汤、海带茶
富含水溶性膳食纤维

【制作方法】

海带中海藻酸占30%～40%，准备干燥的根海带10克洗净，用足够的水浸泡除去盐分。再将海带放入200毫升的水中，在冰箱内放置一晚，早上取出后直接饮用或者加热一下再饮用。海带茶是准备一块同明信片大小的海带片，将两面烘烤，切碎放入碗中，再向碗中倒满热水饮用，因为三次能够泡完，所以饭间饮用。

▶ 牛蒡汁 增加粪便的体积

牛蒡中富含植物纤维，所以可以吸收水分，增加粪便体积。

【制作方法】

将牛蒡洗净，不要弄伤表面，连皮捣碎，放入纱布中榨汁。每一小时饮用一杯。

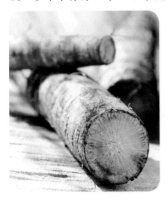

👆 牛蒡

▶ 芝麻油、油菜子油　安全的泻药

芝麻和菜子的优质油都可以作为安全的泻药使用，空腹时直接饮用 20～30 毫升。橄榄油和亚麻子油也可以。

▶ 决明子粉茶

针对便秘，将决明子的作用发挥到最大限度

【制作方法】

准备决明子粉，煎熬至汁浓后饮用，对于便秘有直接的效果。用平底锅和煎锅将 10 克决明子干炒，一会儿就会绽开，保证不焦黑的情况下继续翻炒，然后装入研钵中捣碎，呈微粉末，准备一满匙用凉白开或者热水冲服。饭间饮用效果最佳。将决明子煎至汁浓后饮用也很有效果，煎煮 30～40 分钟同麦茶一样的颜色后空腹饮用。

▶ 按摩腹部　缓解腹部紧张

沿大肠的经络轻轻按压，轻揉有硬块的部位。饱食、毒素、压力等原因会引起腹部紧张，紧张引起便秘也可以用按摩的方法缓解。

【操作方法】

❶按顺时针在腹部绕圈按摩，圈渐渐变大，最后按摩整个腹部。在早上起床和晚上入睡前进行30次。

❷在椅子上轻轻坐下，叠指按压，上身向前倾斜静止10秒，将身体轻轻摇晃进行按摩，硬块消失的话上身就可以恢复原来的姿势。

▶ 指压大巨穴　改善便秘的穴位

大巨穴容易找到，自己能进行按压，可以促进大肠功能的正常化从而改善便秘。仰卧，从肚脐周围大约两指腹宽的外侧，再往下两个指腹的穴位即是大巨穴，用大拇指之外的指头并起按压穴位，慢慢按压后静止3秒，再慢慢返回。各进行10次，可以坐在马桶上面按压大巨穴位，同时左右扭动身体，这样效果颇佳。

▶ 海苔卷

【材料（两人份）】

山药 200 克，胡萝卜一个，洋葱一个，香橙皮一个，芝麻油半匙，食盐 1/4 匙，海苔一张。

【制作方法】

❶山药蒸好后用滤网过滤，将胡萝卜、洋葱、香橙皮切碎。

❷将芝麻油倒进锅中加热，然后翻炒洋葱，再倒入胡萝卜，加入食盐。

❸将滤过的山药加入锅中。

❹将海苔铺在卷帘上，留有2厘米的空端，将搅拌好的食材平铺在海苔上，按压好卷起，切成八份即可。

▶ 酱汤拌萝卜

【材料（两人份）】

豆瓣酱半大匙，汤汁（海带、香菇）4 杯，准备一根萝卜（直径 8 厘米，长 12～13 厘米），

食盐 1/4 小匙，酱油 1 大匙，香橙皮 2 大匙。

【制作方法】

❶将豆瓣酱和麦酱搅拌，用6大匙汤汁稀释。

❷将萝卜切成2厘米厚的圆片，再切成四份。

❸将萝卜放进锅中，加入剩余的汤汁，加入食盐、酱油，熬煮至变软。

❹将煮好的萝卜盛出，将搅拌好的大酱撒在上面，然后将香橙皮切碎撒在上面即可。

▶ 扁豆浓汤

【材料（两人份）】

扁豆半杯，扁豆煮汁1杯，洋葱80克，芝麻油半小匙，糙米饭1/5杯，汤汁（海带）半杯，食盐少许。

【制作方法】

❶将扁豆洗净后浸泡在相当于扁豆3倍量的水中，放置一晚。

❷将扁豆和水一起倒入锅中，用大火煮开后改为小火，不停地加水炖煮1~2小时，至扁豆松软。大约剩下一杯煮汁。

❸将洋葱切好，将锅加热后倒入芝麻油，用小火翻炒洋葱至透明状。

❹将煮好的扁豆、糙米饭、扁豆汁、汤汁倒进洋葱中，将米饭煮到松软，用食盐调味。

❺待到适当温度后，用食物搅拌机搅拌。

❻倒回锅中加热。

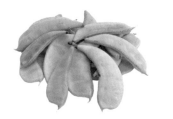

扁豆

▶ 炒煮芋头

【材料（两人份）】

芋头一块，白芝麻2大匙，芝麻油1大匙，汤汁（海带）1杯，酱油1大匙，食盐少许。

【制作方法】

❶用食盐揉搓芋头，然后再用热水焯一下，待凉后切成易入口大小。

❷将芝麻油倒进热平底锅，倒入芋头翻炒，加入汤汁、酱油、食盐后用中火煮开，煮开后用文火收汁。

❸将白芝麻炒好后撒在芋头上。

▶ 荞麦面饼

【材料（两人份）】

荞麦粉2杯，酱油半大匙，汤液3大匙。

【制作方法】

❶在荞麦粉中加入一杯热水用力搅拌，用中火加热后再次搅拌，变硬后从火上取下来。

❷用水将手浸湿，将①分成十等份，做成直径为4厘米的球状。

❸将酱油加入汤汁后炖煮，倒入荞麦面饼中。

特别提示

富含膳食纤维食材一览表：

1. 谷物（100克）
荞麦米3.7克、糙米3.0克、麦片9.6克

2. 芋薯类（100克）
芋头2.3克、萨摩芋2.3克、芋头2.5克

3. 海藻类（干物10克）
羊栖菜4.3克、碎海带3.9克、烤海苔3.6克、

棒状琼胶7.4克

4. 蔬菜（100克）
秋葵5.0克、芜菁2.9克、南瓜3.5克、牛蒡5.7克、萝卜4.0克、花椰菜4.4克、百合根5.4克、莲藕2.0克

5. 豆类（100克）
大豆17.1克、扁豆19.3克、赤豆17.8克、豆腐渣11.5克

6. 菌类（干物10克）
干香菇4.1克、木耳5.7克

伴随水肿会出现其他症状

人体大约有70%是水分。这些水分不仅存在于细胞，还存在于血液和细胞与细胞之间。面部和眼皮、脚部等水肿的原因是皮下组织积蓄了过多的水分。水肿除了盐分和水分摄取过多、长时间站立、疲劳、睡眠不足的原因之外，高血压、肾脏功能障碍、更年期以及月经不调也会导致水肿。妊娠和血压变高的时候会水肿；湿度高的梅雨季节会使水分蓄积在体内，身体也会特别容易水肿。与水肿一同出现的其他不适症状有消化功能减弱。消化、吸收不能顺利进行，血液和淋巴液的循环不畅，体内废弃物淤滞，万病之源的寒证也会恶化。从外表看来很容易识别并引起注意的水肿，在健康层面上也希望能引起注意，得到治疗。

🧰 防治要点

湿度比较高的季节，可以通过食材将多余的水分排出，按摩淋巴也很有效果。

主治植物

绿豆

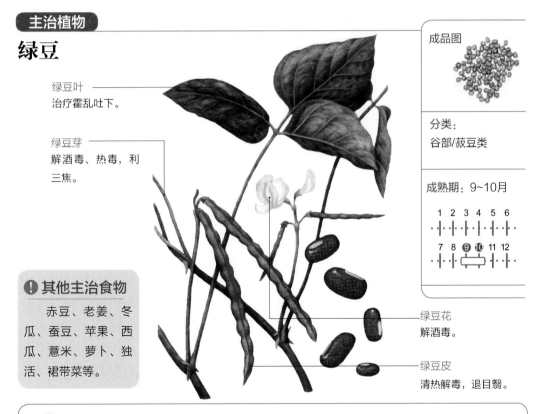

绿豆叶
治疗霍乱吐下。

绿豆芽
解酒毒、热毒，利三焦。

❗ 其他主治食物

赤豆、老姜、冬瓜、蚕豆、苹果、西瓜、薏米、萝卜、独活、裙带菜等。

成品图

分类：
谷部/菽豆类

成熟期：9~10月

1	2	3	4	5	6
7	8	**9**	**10**	11	12

绿豆花
解酒毒。

绿豆皮
清热解毒，退目翳。

🥣 基本食物疗法

钠元素摄取过多是造成水肿的原因之一。另外，化学调味料、咖啡因、酒精、油炸物、动物性蛋白质、巧克力、咸菜等食物摄取过多也会引起水肿。白果、辣椒、糯米、白辣蓼等食物会引起排尿不畅，加重水肿。

钾元素能有助于排出体内多余水分，冬瓜、蚕豆、苹果、西瓜等食物中富含钾元素。用利尿作用的食材也可以帮助排出体内多余的水分，薏米、萝卜、独活、裙带菜等食物具有这种功效。

日本民间疗法

▶ 赤豆汁　利尿消肿

赤豆有利尿作用的代表性食物。日本因为湿度高，自古就有初一和十五吃赤豆的习惯。

【制作方法】

准备100克赤豆用800毫升水煮至一半分量后将煮汁分二次饮用，每次空腹时加热饮用。准备大蒜2～3片，老姜20克分别切片加入赤豆汁中效果更佳。

▶ 黄瓜汁
利尿、有助排出钠元素

黄瓜不仅有利尿作用，而且富含钾元素，有排出钠元素的效果。

【制作方法】

黄瓜30克，用600毫升水煮到一半分量，将汁分2～3次饮下。黄瓜有祛热的效果，所以冬季和有寒证的人应该避免食用。

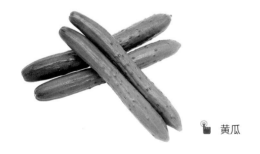
👆 黄瓜

▶ 玉米须茶
针对肾病、高血压伴有的水肿

在收获玉米的时节收集玉米须阴干，准备15克用300毫升水煮到一半分量，分为3次，空腹饮用。利尿作用不仅可以缓解水肿，还对肾脏和高血压有益，由此引起的水肿也会得到缓解。在中医药店可以买到玉米须。

▶ 笔头菜茶　便于采集、疗效颇佳

笔头菜生长在全国各地日照较好的地方，繁殖能力极强，容易采集，有很强的利尿作用。人们熟知的笔头菜是问荆（全草有毒，慎用）的茎部。茎长出之后，生出淡绿色小叶。笔头菜对于治疗肾脏和膀胱不适很有疗效。

【制作方法】

每年5月采集整株草，洗净后晒干，准备20克，用600毫升水煮到2/3分量，作为一天分量饮用。

▶ 按摩淋巴结处
有效促进体内废物排出

按摩淋巴结可以促进体内废弃物排出。淋巴管和颈部、腋窝以及腹股沟部的淋巴结，胸腺、脾腺，组成了淋巴流经全身的网络。淋巴吸收体内的毒素、多余的水分和废弃物，通过淋巴管流入静脉。血液由心脏收缩来循环，而淋巴是靠骨骼肌的收缩来循环。因此运动不足，会造成废弃物、毒素和水分在体内淤滞。按摩淋巴结是通过按摩促进淤滞的淋巴流动，沿着淋巴流动的方向按摩即可，可以有效排出废弃物和毒素，消除水肿。

▶ 温冷足浴，干布摩擦
促进血液循环，消除水肿

温冷足浴和干布摩擦都可以有效促进体内淤滞的水分和淋巴循环，消除水肿。

脚癣的形成原因

　　脚癣是由白癣菌感染引起的，白癣菌是在皮肤最外层同外界接触形成的保护层，即角质层上寄生的，而白癣菌的营养来自角质的主要成分，一种叫作角蛋白的蛋白质。

　　白癣菌易在温度和湿度较高的环境中滋生，温度15℃以上、湿度70%以上的环境会促进白癣菌的繁殖。头部、阴部、手部和足部等部位可能感染白癣菌。尤其是足部，足部脚趾间容易感染是因为处在鞋子和袜子中的脚趾间温度在30℃以上，湿度在70%以上，形成了白癣菌滋生的绝好环境。

　　脚癣有水疱溃破后再次生出新水疱的类型，也有发胀发软后变白脱皮糜烂的类型，还有以脚后跟为中心的皮肤变硬变厚、长霉皲裂的类型，大多伴有瘙痒。糖尿病和免疫缺陷等疾病容易导致脚癣，免疫力低下会容易感染脚癣。脚癣的预防和治疗首要是清洁，双脚要常用肥皂清洗晾干，常晒太阳和置于空气中。

 防治要点

　　大蒜和醋等可以制成脚癣药，经常暴露在阳光和空气中也很重要。

主治植物

大蒜

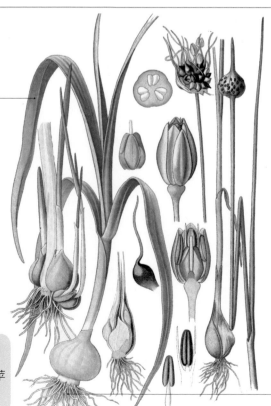

大蒜叶
主归五脏，散痈肿毒疮。

• 释名：葫、荤菜
• 性味：味辛，性
　　温，有毒

⊘ 其他主治食物
　　蕺菜、石榴、苹果、无花果等。

成品图

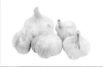

分类：
菜部/荤辛类

成熟期：8~9月

| 1 | 2 | 3 | 4 | 5 | 6 |
| 7 | **8** | **9** | 10 | 11 | 12 |

大蒜根
除风邪，杀毒气。

▶ 大蒜涂剂 有较强的杀菌作用

大蒜治脚癣是利用大蒜的杀菌作用。

【制作方法】

首先将患处用肥皂洗净晾干，将鲜蒜擦碎涂于患处，2～3分钟后洗净。如果不洗可能会导致患处皮肤烫伤，应引起注意。

▶ 醋汁浸泡 长期坚持疗效好

杀菌作用很强的醋常常用于治疗脚癣。

【制作方法】

将醋倒入锅中，准备足够浸泡足部的分量。将醋加热，注意温度以免烫伤。浸泡脚部30分钟，然后晾干后用布擦干净即可。感觉刺激感很强的时候，可以用热水稀释2～3倍。

每天进行2次，感觉痊愈时应继续浸泡2～3周，防止角质层深处还有细菌的滋生的可能。竹醋效果最好，容易准备的是米醋和梅醋，这两种醋也很有疗效。

▶ 蕺菜软膏

用身边的草药制作软膏

蕺菜有一种特有的气味，产生气味的成分是月桂醛和癸酰乙醛，具有和青霉素相同的抗菌能力。

【制作方法】

将蕺菜的鲜叶用研钵捣碎，加入适量的水煮到黏稠状，加入少许食盐搅拌，凉后形成类似软膏状物，装入瓶中冷藏保存，定期涂于患部。

▶ 杉树烟 烟熏治疗脚癣

【制作方法】

将新鲜的杉树青叶放在炭火上，用冒出的黑烟熏患病部位。烟熏10～15分钟，至患处成黑褐色即可。

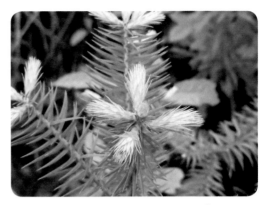

👆 杉树叶

特别提示

身边的脚癣药：

用无花果的鲜叶，树枝和未成熟的果实揉碎后流出的白色汁液涂于患处。

用精制梅汁稀释10倍后每天涂抹患处几次。

每年9～10月石榴成熟，果实开裂后会看见里面的种子。用石榴皮榨汁每天涂抹在患处，坚持一周。

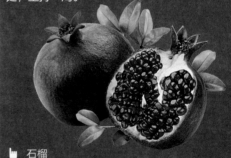

👆 石榴

将木槿的白花用研钵捣碎后装入瓶中八分满，然后倒入醋，刚好灌满即可，马上就可以使用。用纱布浸泡后擦抹患处。

剥去芦荟叶的皮，用胶冻状的部分涂抹患处，用绷带固定。

羊蹄为一味中药，有着很强的抗菌作用，用鲜根捣碎后涂抹患部。

需注意疲劳感的时间长短

　　疲劳原因多为过劳、压力或者睡眠不足，产生倦怠感和无力感，精神无法集中，食欲不振。一种是身体需要休息，睡一晚就可以恢复的疲劳感；还有一种是无法消除的疲劳感。

　　另外，慢性疲劳是指疲劳还没有消除，新的疲劳就又出现，导致一直处于疲劳状态，这样会导致免疫力低下，容易患病。重要的是应该通过适当的休息和转换心情来防止疲劳的积压。另外，容易疲劳的人应该注意改变饮食，维生素B_1和铁元素不足也容易引起疲劳。

✚ 防治要点

　　维生素B_1和铁元素不足是引起疲劳的根源，大蒜和枸杞对改善身体疲劳非常有益。

主治植物

枸杞

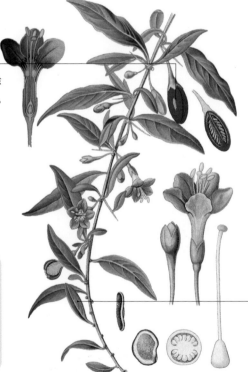

枸杞子
有壮筋骨，耐老，除风，去虚劳，补精气。

- **释名**：枸棘、苦杞、天精、羊乳、地骨、甜菜、地辅、地仙、却暑、西王母杖、仙人杖
- **性味**：味苦，性寒

❗ 其他主治食物

　　韭菜、大蒜、粗粮、全麦面包、芝麻、黑豆、核桃、山芋、裙带菜、芹菜等。

成品图

分类：
果部/灌木类

成熟期：6~7月

| 1 | 2 | 3 | 4 | 5 | ⑥ |
| 7️⃣ | 8 | 9 | 10 | 11 | 12 |

枸杞叶
主除烦益志，补五劳七伤。

🥄 基本食物疗法

　　维生素B_1是人体内分解糖分、不断提供能量的、不可缺少的微量元素。因此，维生素B_1摄取量不足会导致能量供给不足，因而产生疲劳感。由于维生素B_1不能在人体内储备，所以不能单发性地食用富含维生素B_1的食物，应该每天以糙米、全麦面包等食物为主食。糙米粥在疲劳时补充维生素B_1，在不给肠胃带来过多负担的情况下达到营养补给的效果。

铁元素是人体造血必需的营养元素。血液不足就会造成营养和氧的供给不足，铁不足造成的疲劳较多见，所以平时应注意铁元素的摄取。关于富含铁元素的食材介绍，请参考贫血一章。

芝麻、山芋、芹菜等食物具有滋养强身的效果，特别是芝麻的效果颇佳，生食或者每天煎煮10克饮用都可以。大蒜、韭菜、薤白、葱类也有滋养强身的作用，油炒、焯后拌青菜或者凉拌食用都可以。芹菜类还富含维生素A和维生素C，对消除疲劳也有很好的效果。

 日本民间疗法

▶ 大蒜蛋黄
针对疲劳，强健身体

众所周知，大蒜蛋黄在日常生活中能有效缓解疲劳。制作保存后，每天食用半小匙。

【制作方法（容易制作地分量）】
❶将500克剥皮后的大蒜放入锅中，加满水后用火加热。
❷一般用勺子捣碎将大蒜溶于水中，待完全溶于水后即可关火。
❸加入10个蛋黄搅拌，再次用小火炖煮。
❹用勺子不停搅拌，以免烧焦，待炖到没有水分变干后即可关火。
❺用研钵捣碎成粉，倒入完全干燥的瓶子中密封保存。

▶ 枸杞酒
针对眼睛疲劳、失眠症

枸杞果实常被用作长寿的妙药，可以有效改善失眠和眼睛疲劳。

【制作方法】
准备150克枸杞用湿布擦净，装入广口瓶中，再倒入400克冰糖、1.8升烧酒，保存半年后可以饮用。

▶ 蕺菜汁　滋养强身

【制作方法】
取蕺菜叶洗净，用食物搅拌机榨成青汁，加入适量蜂蜜饮用。

蕺菜发酵后也可饮用，发酵过程就是将鲜叶和相当于鲜叶1/5量的蜂蜜搅拌在一起放置在阴凉处保存三个月。然后滤出上面漂浮的残渣和沉淀物，尝一下味道，如果味道适口，可以用纱布过滤，将液体转到别的瓶子中。

▶ 滋养健身茶　从身体内部起效

将滋养健身的东西混合在一起饮用，可以减缓衰老、增强精力、增强抵抗力。

【制作方法】
准备朝鲜人参4克、枸杞4克、淫羊藿4克、何首乌4克，用600毫升的水煎煮到400毫升，每日饮用。

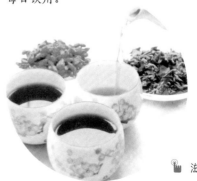

滋养健身茶

痔一般有三种情况

　　痔分为三种。最常见的通常被称为"疣痔"的痔核，是因为肛门附近的血液循环不畅，造成静脉淤血膨胀成疙瘩状，引起发炎。痔核分为肛门外侧的外痔和内侧的内痔。外痔是肛门外侧周围出现豆粒或者梅干大小的痔疮，并伴有发痒和疼痛感，排便时有疼痛感，严重的会导致不能行走。内痔多为肛门内侧出现多个梅干大小的痔疮，排便困难。

　　肛裂是肛门黏膜创裂性溃疡，排便时疼痛剧烈，有时一天会疼痛几次。痔瘘是肛门内壁抗菌能力低下，发生细菌感染并且引起炎症，严重的会出现细孔，而且不断流出脓血。不进行医治可能导致细孔通到直肠的后果，所以必须及早就医治疗。

　　长时间坐着工作、运动不足、排便用力过大、妊娠、刺激物摄取过量等都可能导致痔疮的发生。

 防治要点

　　首先应该改善便秘的体质。无花果对痔疮的治疗效果很好，大蒜和莲藕的效果也不错。

主治植物

无花果

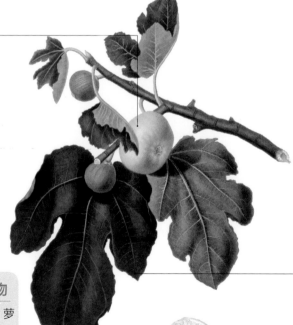

无花果
开胃，止泻痢，治痔
疮、咽喉痛。

* 释名：映日果、优
　　昙钵、阿驵
* 性味：味甘，性平，
　　无毒

❗ 其他主治食物

　　白菜、青菜、萝卜、香蕉、苹果、大蒜、南瓜、茄子等。

成品图

分类：
果部/夷果类

成熟期：7~10月

| 1 | 2 | 3 | 4 | 5 | 6 |
| **7** | **8** | **9** | **10** | 11 | 12 |

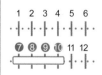

无花果叶
开胃，止泻痢。

由于便秘，排便时用力过大造成淤血，严重容易导致痔疮的恶化。有痔疮的情况下，必须改善便秘体质。应多食用富含膳食纤维的蔬菜、海藻类、决明子茶也可以有效防止便秘。另外，尽量避免接触香辛料、酒精、烟等刺激物。

🥛 日本民间疗法

▶ 无花果疗法 叶茎果实都可使用

说到痔疮就不得不提无花果，无花果的叶子、茎部还有果实都可以用作治疗痔疮。

【制作方法】

无花果热水坐浴。把无花果阴干的叶子，放在金属制的盆中，倒入八分满的热水用火加热。待沸腾后停火，晾到皮肤适宜的温度后将患处浸泡在盆中。进行反复加热坐浴，浸泡臀部的时候，用力做收紧肛门括约肌的运动，有助于改善血液循环。

或者将纱布浸泡在热水中，轻轻拧干后贴附在患处。变凉后再次加热，反复进行，可以有效促进血液循环，缓解症状。

将无花果的茎部折断后流出白色汁水，用药棉将白汁涂抹在患处也可。肛瘘或者过敏的时候不可使用。另外由于可能会导致糜烂，不可以涂抹在患处以外的地方。

空腹时食用 1～2 个无花果果实也很有效果，其果实内含有一种叫作琼胶的膳食纤维，可以促进排便，缓解痔疮症状。

▶ 烘烤大蒜 缓解痔疮疼痛

痔疮伴有疼痛时，可以用烘烤的大蒜贴附在患处。

【制作方法】

大蒜剥开，用铝箔包好放在网上用火烘烤，烤软后将皮剥去，用纱布包好贴附在患处，就寝前贴附好，用橡皮膏固定住直到第二天早上。

▶ 南瓜子熬汁 针对内痔

南瓜子煮汁对内痔非常有效。

【制作方法】

准备南瓜子 300 克，加入 1 升的水熬煮到一半分量，每天用来清洗患部两次。

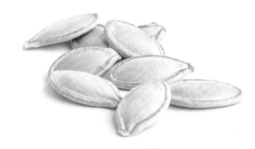

👆 南瓜子

▶ 焙烤茄蒂 和上芝麻油，涂抹患处

焙烤茄蒂对于治疗牙龈炎和牙龈脓肿非常有效，和上芝麻油涂于患处对痔疮很有效。

这里介绍一下用砂锅制作焙烤茄蒂的方法。烤出味道但不要烤出烟，就焙烤好了，将烤茄蒂的粉末晾干后再涂抹的效果也不会降低。可放进瓶子中密封保存。

【焙烤的方法】

❶将适量的茄蒂放进砂锅中，盖好锅盖。

❷为了完全密闭，用黏土或者小麦粉将缝隙封好，以免与空气接触。

❸用小火加热一小时左右。

❹趁热打开盖子的话，茄蒂会变成灰状，所以熄火后一直放到冷却为止再打开盖子。

❺将焙烤好的茄蒂倒入研钵中捣碎成粉末。

饮酒适量是防止宿醉的最好方法

宿醉是指饮酒第二天出现恶心、头痛、眼花、食欲不振等不适感。原因是饮酒过多后身体分解酒精的过程中产生的乙醛残存体内造成的，乙醛会对肝脏造成损害。

喝醉后经过一段时间也可以醒酒，这是因为酒精在体内经过分解后无毒化的结果。酒精被小肠和胃吸收后由酒精脱氢酶分解，变为乙醛，乙醛接着又被醛脱氢素氧化变为无毒的酶，最终变为二氧化碳和水。

酒力不好的人一般是分解乙醛（有害物质）为酶（无害物质）的ALDH含量很少的体质。ALDH随着年龄的增加，活性也会随之降低，这也是为什么年轻时喜欢喝酒的人，上了年纪酒力便越来越下降的原因。

饮酒适量是防止宿醉的最好方法。"酒"被称为"百药之长"是指适量饮酒，但是恶醉和宿醉的情况下，尽快分解乙醛是消除不适感的捷径。

✚ 防治要点

饮酒过多，可以用食物疗法治疗，饮用绿茶，食用柿子、紫苏等食物都有助于解酒。

主治植物

山茶花

- 释名：薮春、山椿、耐冬、山茶
- 性味：辛、苦，寒

❗其他主治食物

柿子、紫苏、赤豆、牛奶、萝卜等。

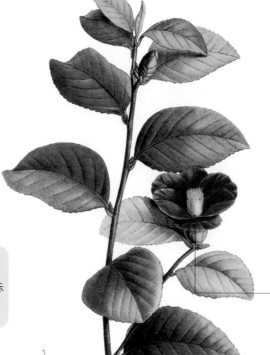

成品图

分类：
果部/灌木类

成熟期：3~4月

| 1 | 2 | ③ | ④ | 5 | 6 |

| 7 | 8 | 9 | 10 | 11 | 12 |

山茶花
治吐血、腹泻、鼻血、便血。汤疗伤疮，或研末，麻油调涂。

▶ 绿茶 缓解宿醉，预防恶醉

绿茶不仅缓解宿醉，还可以防止恶醉和宿醉情况的发生。绿茶中含有的咖啡因和维生素C可以加快乙醛的分解。另外，单宁酸可以抑制酒精的吸收，还有利尿的作用，可以促进有毒物质的排出。

【制作方法】

针对宿醉，可以准备10克绿茶，用600毫升的水煎煮到一半分量，分几次饮用，趁热饮用效果更好。

▶ 柿子 抑制酒精吸收、加快分解速度

柿子性寒，所含果糖可以加快酒精分解的速度，同时其富含的单宁酸可以抑制酒精的吸收。为了防止宿醉，可以在饮酒前吃1～2个柿子。柿子叶茶也可以有效缓解宿醉的状况。

▶ 萝卜泥
用身边的食材来治疗宿醉

【制作方法】

准备20克萝卜擦碎成泥，加入一小匙的姜汁饮用。萝卜可以增强肝功能,促进乙醛的分解。另外，萝卜中叫作淀粉酶的消化酶有助于虚弱的肠胃，同时可以加入姜泥来抑制恶心感。

▶ 紫苏生姜汤 消除恶心感

紫苏有抑制恶心的作用，生姜有防止反胃的作用，将二者混合在一起就会消除恶心感。

【制作方法】

准备紫苏叶5～6片切碎，用半杯水熬煮10分钟，然后用加入擦碎的生姜5克，搅拌好后即可饮用。

▶ 樱花茶 针对恶醉

樱花对于宿醉和恶醉有很好的疗效。

【制作方法（容易制作的分量）】

❶收集开到八分的樱花200克，用充足的水洗净，晾干。

❷准备腌泡用的盐40克，将盐铺撒在台式的腌菜桶中，然后将樱花和盐一层一层铺好，最后压上重石。

❸待压出浸没过樱花的水后，将樱花取出轻轻压榨一下。

❹将樱花再放进桶中，倒入60毫升的白醋，用轻压石压好，用保鲜膜封口腌制一周。

❺在竹篓上展开樱花，阴干两天，再撒上保存用的食盐放进瓶子保存。

【饮用方法】

将适量的樱花置于壶内，冲泡五分钟左右，倾入茶杯或茶碗中即可饮用。

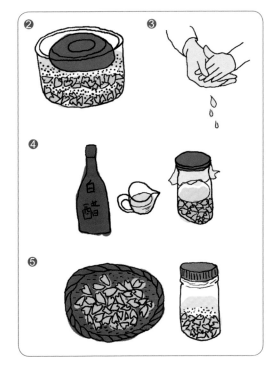

痴呆一般从记忆障碍开始发病

  随着年龄的增加，任何人都会变得健忘，但如果记忆力和认知能力低于正常水平就是痴呆。痴呆一般从记忆障碍开始发病，而后进展到不能辨认人、地点、时间，失去辨认能力。痴呆的原因至今不能明确，但是普遍认为大脑血液循环不畅是造成痴呆的主要原因之一，大脑器官消耗血液输送的氧总量的20%。一般认为，大脑供血不足会引起脑部供氧不足，导致记忆力和理解能力低下。大脑氧化促使痴呆恶化，经证明，抗氧化物质能抑制痴呆的恶化，也就是说不仅是身体，大脑也会氧化，这会对记忆力和理解力带来很大的影响。在调查的阿尔茨海默病的患者中，大部分患者大脑中明显缺少维生素B_{12}和锌元素。锌元素是与DNA的复制和修复息息相关的酶素，是不可缺少的营养素，这些酶的惰性阻碍了复杂的神经细胞发挥作用。另外锌元素是抗氧化酶合成的必需元素，也是众所周知的抗癌物质SOD合成的必需元素。一方面，维生素B_{12}不足的话，会损害神经功能，导致痴呆的病情恶化，同时也会引起老年性抑郁症。

  预防痴呆症，首先要注意身边的铝，因为已经确认了大脑中与记忆相关的海马周围铝积蓄会导致痴呆病情的恶化。一般铝侵入身体的途径有水、食物、胃药中的抗酸剂、身体防臭剂以及铝制的锅等。

治疗和改善疾病

主治植物

肉苁蓉

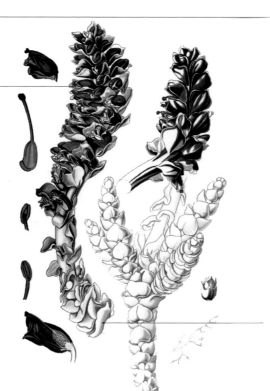

肉苁蓉花
治妇女腹中积块，久服则轻身益髓。

- 释名：肉松容、黑司命
- 性味：味甘，性微温，无毒

⚠ 其他主治食物

芋头、茼蒿、胡萝卜、坚果、蛤仔、蚬、牡蛎、鳄梨、谷类、海苔等。

成品图

分类：
草部/山草类

成熟期：2~8月

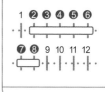

肉苁蓉茎
主五劳七伤，补脾胃，去除阴茎寒热痛。

多食用抗氧化力强的食物，银杏和咸草能防止大脑老化。

🥣 基本食物疗法

预防痴呆，应多食用改善血液循环，保持血管柔软度的食物。

另外，多食用抗氧化力强的食物。活性氧会从细胞中夺走电子，造成细胞损伤，而抗氧化物质会将自己的电子传送给活性氧，因此，可以防止正常的细胞损伤。抗氧化力强的元素有胡萝卜素、维生素C和维生素E，在南瓜和菠菜中含有这些元素。

芋头、茼蒿、胡萝卜等食物中富含胡萝卜素。花椰菜和莲藕、柿子等食物中富含维生素C，鳄梨、谷类和坚果类等食物中富含维生素E。

磷脂质是一种叫作乙酰胆碱（与认知力和记忆力相关）的神经传送物质的材料，大豆中富含此物质，豆腐和纳豆等豆制品食物易于吸收。蛤仔、蚬、牡蛎、杂鱼干、带鱼、海苔中富含维生素B_{12}，牡蛎、芝麻、杂鱼干、坚果类等食物中富含锌元素。

🥄 日本民间疗法

▶ 银杏茶 欧美治疗痴呆的常用药

银杏是两亿年前就存在的植物，有1000年的寿命，药效自古就得到认可，从3000多年前就开始使用。欧美一些国家从银杏叶中提取精华用于治疗认知障碍，而且能改善大脑血液循环的作用也得到了认可。一般认为银杏有扩张血管作用、溶解血栓作用，因而可以改善大脑中的血液循环。虽没有与提取的精华相同的强度，但银杏茶有改善血液循环的功效。

【制作方法】

在夏季采集，阳光下晒干，剪断后保存。准备20克的干叶，加入600毫升水，煮到一半分量作为一天的量饮用。

▶ 咸草茶 富含营养素，防止大脑老化

咸草中富含锗元素，锗元素的抗氧化力要超过维生素E，可以自己栽培，是非常容易到手的食品。同样也富含具有抗氧化力的维生素C以及预防痴呆不可缺少的维生素B_{12}，是防止大脑老化的植物。

【制作方法】

采集从春季到初夏的咸草嫩叶，洗净后在阳光下晒两天，然后再阴干，用手搓碎，准备30克，用600毫升水煎到2/3分量后饮用。将嫩叶用作拌青菜或者天妇罗食用也非常有效。

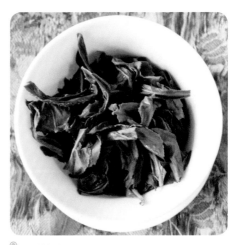

👆 咸草茶

耳鸣、耳聋的具体分类

耳鸣一般发生在长时间听很大的声音以后，出现在用力擤鼻子、听到飞机上升下降、铿铿的金属声音和吱吱的低音之后，这种耳鸣一般为短暂性的，片刻就会消失。另一种是频繁地出现耳鸣，一般是因为压力和过度疲劳造成，还有外耳炎、内耳炎、鼓膜炎、高血压、贫血等隐藏的疾病导致的耳鸣。长时间的耳鸣和伴有发热和恶心的耳鸣应该及时就医。

耳聋分为传音性耳聋和感音性耳聋两种，人类认识到声音是通过进入耳朵的空气的震动等同于音波转变为电信号传到大脑皮层。耳聋分为两类：一种是外耳和中耳等传音器官受到障碍而引起的传音性耳聋；另一种是从中耳到内部的将声音转变成电信号的感音器官出现异常导致的感音性耳聋。随着年龄的不断增加，耳聋中的内耳和听神经老化的感音性耳聋出现较多，但也有因连续听噪音和鼓膜发炎而引起的耳聋。

➕ 防治要点

预防耳聋最重要的是改善耳朵周围的血液循环，可用虎耳草治疗耳鸣。

📖 主治植物

地黄

地黄叶
主恶疮似癞。

地黄花
肾虚腰脊疼痛。

- 释名：芐、苣、地髓
- 性味：味苦，性寒，无毒

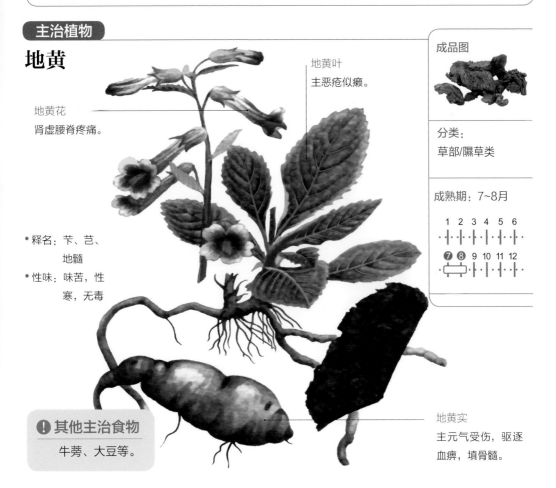

成品图

分类：
草部/隰草类

成熟期：7~8月

1	2	3	4	5	6

❼	❽	9	10	11	12

❗ 其他主治食物
牛蒡、大豆等。

地黄实
主元气受伤，驱逐血痹，填骨髓。

右侧竖排标题：耳鸣、耳聋

治疗和改善疾病

▶ 牛蒡汁、蓖麻油
针对耳朵疼痛的应急保护

出现轻度的耳朵疼痛，可以用牛蒡汁和蓖麻油护理。

【制作方法】

将牛蒡捣碎，用纱布包好榨汁。将汁用滴管滴入耳朵中，每天5～6次，每次2～3滴。一小时后用脱脂棉擦净，将2～3滴蓖麻油滴入耳朵中，用脱脂棉塞好耳朵入睡即可。

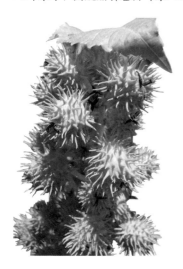

蓖麻

▶ 虎耳草疗法 针对耳鸣、耳朵疼痛

正如其被称为井草一样，虎耳草在庭院等地方自然生长，容易收集。为虎耳草科常绿多年生草本植物，每年5～7月开出白花。在中国称为虎耳草，在日本有耳草、耳垂草的异名，意味像耳朵的草。

叶子背面有紫色、红色、淡绿色。淡绿色的叶子是有疗效的，放在火上烤到柔软后揉搓出汁，将脱脂棉浸泡在虎耳草汁中，在耳鸣和耳痛的时候将脱脂棉放到耳朵中可以缓解症状。如果盆栽的话要认真照顾。中医认为耳鸣和肾脏有关，虎耳草对肾脏也有好处，所以代茶饮用很有

疗效。用蒸锅将虎耳草蒸好后阴干2～3天，用食物搅拌机捣成粉末用热水冲服。

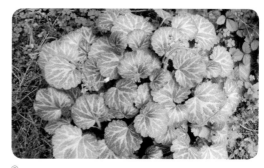

虎耳草

▶ 豆腐湿敷 针对耳朵炎症

耳朵有炎症时，豆腐湿敷很有效果。

【制作方法】

将半块豆腐和1/3杯小麦粉混合在一起，涂抹在纱布上贴附在耳朵后部，用橡皮膏固定。

▶ 震动耳朵 预防耳聋

随着老化，耳聋一旦形成就很难治愈，所以预防很重要。老化是随着血液循环不畅而发展的，用食指按住两个耳朵眼，震动耳朵，这样可以改善耳朵周围的血液循环。每天早晚各进行5分钟。

▶ 指压耳鸣点
通过刺激穴位缓解耳鸣

耳鸣的时候，找到耳朵后部的疙瘩处，揉捏疙瘩，可以缓解内耳道周围的紧张，治疗耳鸣症状。

【制作方法】

耳朵后部骨骼突起的下端和后颈部的低凹处之间有风池穴，风池和耳朵后部突起点的中间点是耳鸣点。用拇指按住穴位利用头部的重量按压穴位，按压到疼痛之后坚持3～7秒后松开，再坚持3分钟按压。只需要按压有耳鸣的一侧即可。

保证睡眠才能保证健康

难以入眠、易醒、睡眠不深、白天犯困、难以集中精力、眼花、食欲不振等症状都属于失眠。失眠会导致身体一直得不到良好的休息，造成免疫力低下，也非常容易得传染病。除了失意和不安的压力引起失眠之外，也有时差和夜班引起的生理性失眠，还有尿频、消化不良、哮喘等身体原因造成的失眠。众所周知，忧郁症的早期也是失眠症状。我们的体内有一个决定血压、体温和激素的生物钟，时差就是因为所到达目的地的时间和生物钟不符造成的。生物钟的一天大约是25小时左右，每天与太阳有一点偏移，而这个偏移时间的修正就要靠诱导睡眠的激素——褪黑激素。只要分泌褪黑激素，我们就会想要入睡，而这种褪黑激素的分泌是由早晨起床后所晒到阳光的时间决定的。生物钟的中枢位于人体丘脑下部的视交叉上核部位，通过视网膜接受光的信息的视交叉上核将信息传给位于大脑深处的脑上腺，脑上腺在接受信息的14～16小时后分泌褪黑激素。

褪黑激素的分泌由太阳来决定，这就意味着在日出后的14～16小时后想要入睡，人体最佳休息时间是晚上10点到凌晨2点，因为这是同太阳一致的节奏。所以保持良好睡眠质量的第一步就是尽量调整自己的生物钟同太阳的节奏一致。另外，应该牢记白天进行适当的运动，晚饭少吃，睡前三个小时不要进食，睡前不要进行脑力工作等，才能保证深度的睡眠。

主治植物

丹参

丹参叶
治心腹疼痛，肠鸣。

- 释名：赤参、山参、郄蝉草、木羊乳、逐马、奔马草
- 性味：味苦，性微寒，无毒

⚠ 其他主治食物
紫苏茶、枣茶、牛奶、洋葱、枣、薤白、蜂蜜等。

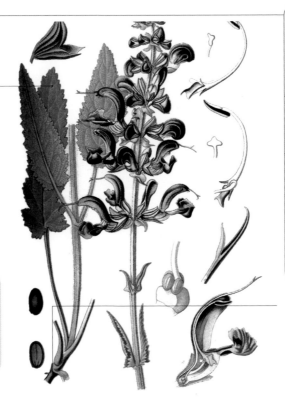

成品图
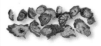

分类：
草部/山草类

成熟期：5月
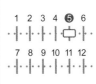

丹参根
主治寒热积聚，止烦满，益气。

傍晚过后应避免过多摄取咖啡因和砂糖，保持体温有助深度睡眠。

🥣 基本食物疗法

B族维生素有助于缓解紧张，所以在晚饭时比起精细的食物，富含B族维生素的全麦面包为主食较好。

晚上，饮用咖啡、红茶、煎茶会摄取咖啡因，而咖啡因会妨碍睡眠。可以饮用咖啡因较少的粗茶或者不含咖啡因的蒲公英咖啡、紫苏茶、枣茶。可能大家不太了解，砂糖也会影响睡眠。摄取大量砂糖的话，会在短时间内升高血糖，但几个小时后，血糖浓度反而降低，引起低血糖。一旦发生低血糖，肾上腺素会刺激大脑，心跳加快，妨碍睡眠。

🪣 日本民间疗法

▶ 紫苏疗法　平心静气，引导睡眠

紫苏有抑制大脑神经兴奋的作用，中医作为理气药使用。将10片紫苏捣碎，用一杯水冲服，或者把摘下来的叶子在阳光下晒半天，用手搓碎后取3克加入适量的热水趁热饮用。

紫苏的香气据说有排解淤滞之气的效果，另外，在枕边放上数片紫苏有助于睡眠。

▶ 枣茶　抑制神经兴奋

中医将枣作为神经病症的用药。每天用600毫升水熬煮5～15克大枣，熬到一半分量饮用，可以有效抑制神经兴奋，改善睡眠质量。

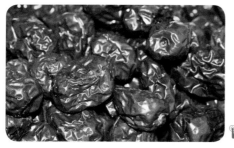

👆枣

▶ 薤白酒　安定神经

【制作方法】

薤白酒是引导睡眠的好酒，在广口瓶中放入300克薤白球根，1.8升的烧酒或者白干，蜂蜜200克，加盖放置阴凉处三个月即可。大蒜酒效果也很好。

▶ 半身浴　能使副交感神经兴奋

能增强身体功能的交感神经兴奋，就会导致入睡困难或者睡眠不深。在睡眠前使抑制身体功能的副交感神经兴奋会促进睡眠，半身浴效果颇佳。

▶ 指压失眠穴　引导睡眠的穴位

失眠穴正如其名，是失去睡眠时刺激的穴位。两脚脚跟的圆圆的鼓起部分就是这个穴位，用香或者线香接近穴位，感觉到热马上离开，注意不要烫伤。按压5秒后松开的指压也很有效。均在就寝前进行。

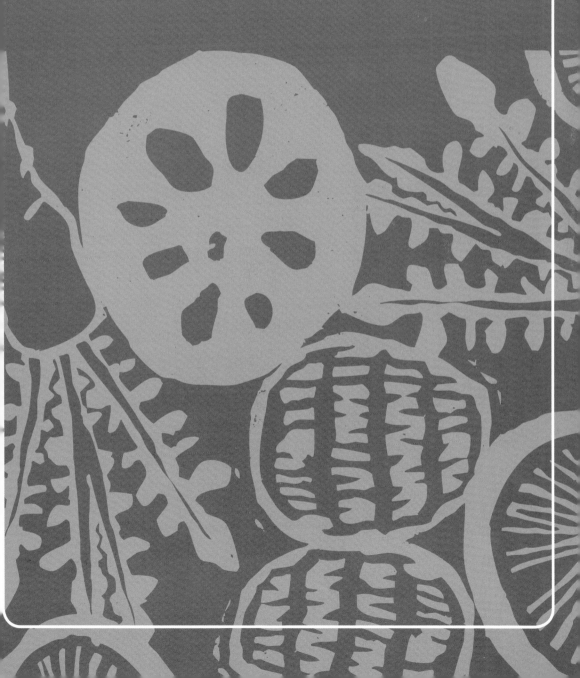

第三章

改善女性生理健康的疗法

痛经、月经不调

调理激素的平衡是治疗月经不调和痛经的关键

女性身体大约是28天会从卵巢中排卵，如果发生受精的话，受精卵会附在子宫内膜上开始孕育胎儿；如果没有发生受精，子宫内膜脱落，同血液一起排出体外，这就是月经。

月经不调包括无月经、经量过多和月经周期、持续时间异常。排卵是由大脑的丘脑下部、脑下垂体和卵巢分泌的性激素控制，而一旦失去平衡就会引起月经不调。另外，寒证和精神压力造成的月经不调也很常见。

痛经是指经期出现各种不适感，有情绪不稳定、眼花、上火、水肿、腰疼、头疼、腹泻、便秘、恶心、失眠、尿频等症状。

调理激素的平衡是治疗月经不调和痛经的关键。因此自古就有改善下半身和子宫卵巢的血行来促进性激素平衡的正常化。如果每个月的月经顺利，没有不快感，在更年期到来时，就不会出现更年期综合征或者程度较轻。月经期剧烈的疼痛可能是子宫疾病造成的，应及时接受专业医师的治疗。

防治要点

芝麻盐粗茶和焙烤黑鲷疗效很好，可以通过坐浴和湿敷来温暖下半身。

主治植物

当归

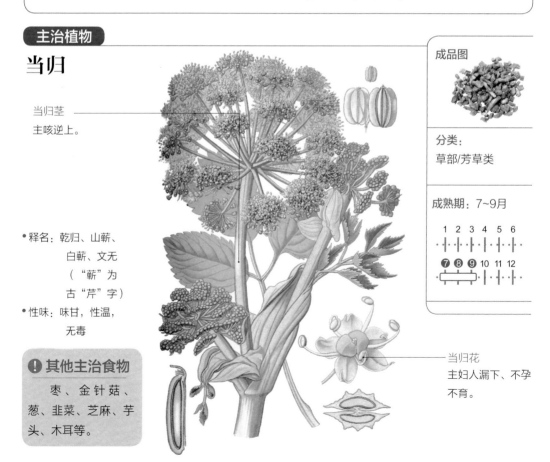

当归茎
主咳逆上。

- 释名：乾归、山蕲、白蕲、文无（"蕲"为古"芹"字）
- 性味：味甘，性温，无毒

其他主治食物

枣、金针菇、葱、韭菜、芝麻、芋头、木耳等。

成品图

分类：
草部/芳草类

成熟期：7~9月

| 1 | 2 | 3 | 4 | 5 | 6 |
| 7 | 8 | 9 | 10 | 11 | 12 |

当归花
主妇人漏下、不孕不育。

基本食物疗法

一般来说，痛经和月经不调是由寒证、低血压、贫血引起的症状。每天食用一些鲤鱼肉、金针菜，有助于暖身和造血。尤其鲤鱼肉，因在痛经和月经不调的时候有很好的治疗效果而著称。

另外，众所周知，生食干芝麻或者每天煎服5～10克芝麻对月经不调也有很好的疗效。牛蒡中含有的精氨酸有助于性激素的分泌，最好每天制作金平牛蒡食用。

日本民间疗法

▶ 韭菜汤　针对痛经

韭菜汤有抑制痛经的作用。因为有排出旧血的功能，最好在月经前的2～3天食用。

【制作方法（一次分量）】
❶准备1/5束的韭菜，切碎，用研钵捣碎并且挤出水分。
❷将韭菜倒进茶篦子里，用勺子榨汁，倒入茶碗中，再倒入180毫升热水。

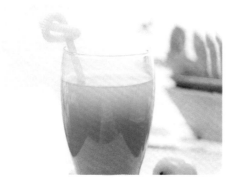
👆韭菜汤

▶ 黑鲷骨粉
月经不调和痛经的特效药

焙烤鲷鱼骨是治疗月经不调和痛经的特效药。最好使用黑鲷，也可以用真鲷和疣鲷，可以减轻痛经，改善月经不调。

【制作方法（容易制作的分量）】
❶将处理好的一条鲷鱼炖煮到脱骨的地步。
❷将骨头放进砂锅，加盖用小火焙烤至焦黑，不要烤出烟。
❸用研钵研碎成粉末状保存。每天加蜂蜜搓成大豆大小的药丸，每天服用2～3颗。

▶ 当归汁　针对月经不调

大家熟知的当归是治疗月经不调和更年期综合征的中药，主要用根部，将刨出的根洗净切碎后阴干熬汁食用。

▶ 芝麻盐粗茶　预防痛经

【制作方法】
将浓粗茶倒入茶碗中。将芝麻和食盐按照4：1的比例捣碎，将一小匙的芝麻盐倒入粗茶中搅拌，在月经前的4～5天饮用5～6次，可以缓解痛经。

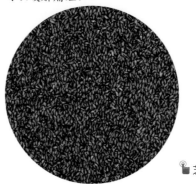
👆芝麻

改善女性生理健康

▶ 芝麻饮、株草浴

【制作方法】

准备 5 克芝麻，用 300 毫升水熬煮到一半分量后一天分三次饮用。另外，用干燥的整株草 20 克装入布袋中用水加热后放进浴盆中，进行半身浴，温暖下半身可以调理月经不调。

▶ 木耳粉　针对月经过多

木耳有止住过多出血的作用。

【制作方法】

每天 2 次，将 5 克的木耳放在火上烤，待凉后用搅拌机捣碎成粉，放在茶碗中用 180 毫升热水冲服。

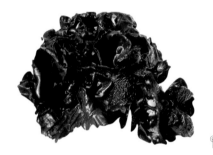

🖑 木耳

富含维生素和矿物质，因具有血液净化作用而著称，具有滋养健身、防止老化的功能。

▶ 红花汤　针对一般妇科病

红花能活血通经，散淤止痛，自古就被用为治疗妇科疾病的药材。将 3 克红花用 400 毫升水煮到一半分量用纱布滤净后趁热饮用。

▶ 艾叶煎汁　针对月经过多

艾叶有止血作用，在经血不断的时候，可用艾叶来发挥作用。其温暖身体的作用较强，平时饮用就可以缓解月经不调状况。

准备干叶 15 克，用 600 毫升水煎煮到一半分量作为一天的分量饮用。配合上艾叶的半身浴不仅有暖身效果，其精油成分还可以起到放松精神的效果，因此可以缓解月经期的忧郁。

▶ 芋头湿敷　减轻痛经程度

月经前进行芋头湿敷可以减轻痛经程度。

准备 3 块芋头，煮到内部变热为止。每块弄干后用毛巾包好一块放在下腹部，另外两块放在腰间两侧。月经期和子宫出血的时候可以避免大量出血。

▶ 坐浴　引导月经正常

下半身血液循环正常，激素的平衡就会得到很好的调整，月经也会恢复正常。

准备萝卜干叶、黑海带、无花果干叶、食盐等进行坐浴，关键是将热气及药效导入子宫，所以，需要坚持半年。容易上火的体质在进行坐浴前最好先饮用酱油粗茶。

▶ 藏红花茶　针对痛经和月经不调

藏红花对痛经和月经不调有治疗作用。

【制作方法】

准备藏红花雌蕊 0.3 克（10 ~ 20 颗），放入小茶壶中，倒入 100 毫升热水，待凉后饮用上面清澈的部分，一天一次。无月经时可以用 1 克。可能会引起强烈的腹泻，所以孕妇不能饮用。其中药名为番红花，在中药房可以买到。

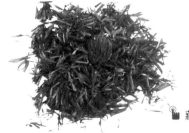

🖑 藏红花茶

保证经期正常是减轻更年期综合征的捷径

大约90%的女性在45～55岁之间闭经，闭经前后称之为更年期。更年期一般持续2～3年，这期间出现的不适感称为更年期综合征。一般有月经周期紊乱、突然上火、发热、不安、躁郁、耳鸣、发冷、失眠、肩膀酸疼、便秘等症状。

女性身体是由卵巢和脑垂体分泌的激素来保持平衡的，但是随着更年期的到来，卵巢功能逐渐降低，分泌出的雌激素也会变少，为了刺激恢复逐渐衰老的卵巢功能，脑垂体分泌出过量的黄体激素。因此，激素失去平衡，造成自主神经系统紊乱，带来身体和精神上的各种不适，这就是更年期综合征。

众所周知，没有痛经，并且月经顺畅的话，就不易出现更年期综合征。保护经期正常是减轻更年期综合征的捷径。

🧰 防治要点

月经顺畅就不容易出现更年期综合征，红花和藏红花等均有治疗效果。

主治植物

决明

决明花
治结膜炎，白内障。

* 释名：马蹄决明、草决明、小决明、青葙子
* 性味：味咸，性平，无毒

❗其他主治食物

黑芝麻、山芋、木耳、百合根、紫苏、菠菜、大蒜、柿子、枸杞、莲藕等。

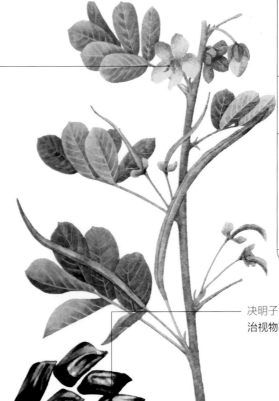

决明子
治视物不清，眼睛混浊。

成品图

分类：
草部/隰草类

成熟期：10月

| 1 | 2 | 3 | 4 | 5 | 6 |
| 7 | 8 | 9 | ⑩ | 11 | 12 |

▶ 当归煮汤、红花煮汤、藏红花茶 对一般妇科病有效

在痛经和月经不调中介绍的当归煮汤和红花煮汤以及藏红花茶都可以有效改善更年期综合征。煎煮方法和饮用方法都相同，暖身效果较强，对一般妇科疾病都有效。任选一种，可每天饮用。

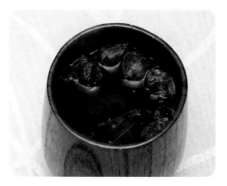

👆 红花汤

▶ 银杏 调节自主神经和激素平衡

银杏叶和银杏的种子白果有改善血行，保持神经传递顺畅，调节自主神经和激素平衡的作用。

【制作方法】

将银杏的青叶子弄干后准备15～20克，用600毫升的水煎煮到一半分量代茶饮用。白果每天适宜吃5～6颗，剥皮干炒后食用。

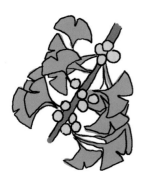

👆 银杏叶中的类黄酮和萜烯能够改善血行，降低血液黏度。有效改善更年期伴有的各种不适。

▶ 决明子茶

针对更年期综合征引起的肩膀酸疼、眼花、上火、耳鸣、心悸

一般认为决明子茶对于治疗更年期引起的肩膀酸疼、眼花、上火、耳鸣、心悸等症状有良好的治疗效果。用600毫升的水煎煮20克决明子到一半分量，代茶饮用。

▶ 大蒜、生姜酒

调节激素平衡、消除忧郁

大蒜具有调节激素平衡的作用，中医认为大蒜"行滞气"，加入对忧郁有效的生姜制作成酒。大蒜和生姜都有暖身的作用。

【制作方法】

准备切好的大蒜500克和生姜泥50克放入广口瓶中，加入1.8升烧酒和300克冰糖腌制一个月，每天饮用一勺即可。

▶ 莲藕榨汁

针对更年期的月经不调和精神不稳定

莲藕有镇定安神和改善血行的作用，还有消炎止血的功效，对于治疗更年期的月经不调和精神不稳定有很好的疗效。用擦菜板将莲藕擦碎成泥，然后用纱布榨汁饮用。

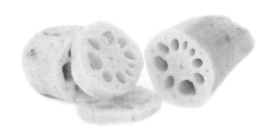

👆 莲藕

黑色素沉着在皮肤表皮就形成了黄褐斑和雀斑

黄褐斑是出现在额头、脸颊、鼻子周围分界明显的浅褐色色素斑。雀斑是出现在眼睛周围、脸颊、胳膊外侧、后背、手指等部位的茶褐色点状斑点。皮肤是从外向内依次由表皮、真皮和皮下组织组成的。表皮底层的基层细胞间有一种名叫黑色素的细胞，能制造色素生成黑色素，而黑色素的量决定了皮肤的颜色。给予皮肤强烈刺激，黑色素细胞就会产出过多的黑色素，这些黑色素沉着在皮肤表皮就形成了黄褐斑和雀斑。

形成黄褐斑和雀斑的最大原因就是受到了强烈紫外线的照射，紫外线照射会激活刺激黑色素细胞的酶，导致黑色素的过量过剩。除紫外线外，不规律的饮食、激素异常、化妆品含有的化学物质、精神压力等都会刺激黑色素细胞。

为了防止黄褐斑和雀斑的出现，应减少对皮肤的过多刺激，注意饮食结构，调整激素平衡是关键，同时平时生活要注意保持睡眠，减少压力。

防治要点

产生黄褐斑和雀斑的原因是皮肤受到了强烈刺激，可以通过醋蛋和薏米茶治疗。

主治植物

薏米

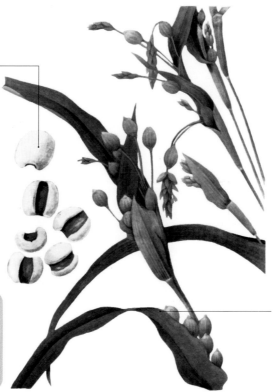

薏米
主筋急拘挛、不能屈伸，风湿久痹，可降气。

- 释名：解蠡、芑实、回回米、薏珠子
- 性味：味甘，性微寒，无毒

薏米叶
煎水饮，味道清香，益中空膈。

❗ 其他主治食物

小松菜、胡萝卜、花椰菜、菠菜、辣椒、鸡蛋等。

成品图

分类：
谷部/稷粟类

成熟期：10月

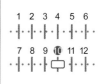

改善女性生理健康

基本食物疗法

多食用对皮肤有益的薏米加糙米。薏米可以去除身体内热，是紫外线较强的春季到夏季适宜食用的食物。其有效成分集中在表皮和谷壳上，最好全粒食用。

糙米和薏米都富含能促进新陈代谢正常的B族维生素。富含B族维生素的食物还有海苔和纳豆，海苔还富含防止色素沉着的维生素C。

黄绿色蔬菜富含维生素C

和滋润肌肤的胡萝卜素。推荐多食用小松菜、胡萝卜、花椰菜、菠菜、辣椒、结球甘蓝等蔬菜。芝麻和芋头也是对皮肤很好的食品。

日本民间疗法

▶ 薏米茶

通过排出多余黑色素来治疗黄褐斑和雀斑

形成黄褐斑和雀斑的根源——黑色素可以随着皮肤代谢周期而脱落。随着年龄的增加和压力过大导致代谢周期变长，容易形成黑色素沉积。薏米有促进皮肤代谢正常的作用，有防止黑色素沉积和促使黄褐斑变淡的效果。最简单的是每天饮用薏米茶。将薏米用小火干炒出香味，准备20克，用600毫升水煮到一半分量，作为一天的分量饮用。

▶ 枇杷叶　*使黄褐斑变淡*

枇杷叶自古就被用作治疗皮肤炎的民间良药，可以使黄褐斑变淡。

【制作方法】

准备30片枇杷叶，用刷子将背面的毛洗净，擦干后切碎。倒入1.8升烧酒后加盖，放置阴凉处保存。三个月后即可使用，用棉花蘸后轻轻拍打斑处至吸收。

▶ 白桃花护肤　*针对黄褐斑和雀斑*

用白桃花的干燥花蕾和同等分量的冬瓜子混合在一起后用研钵捣碎制作而成，直接涂抹在有黄褐斑和雀斑地方即可。每次都要涂抹新鲜的白桃花泥。

▶ 栀子果实粉末　*改善黄褐斑*

栀子的果实在中医中称为山栀子，在中药房可以买到。因对黄褐斑有疗效而著称，每天4克，用水冲服；用水和好，涂于皮肤上护肤也很好。

▶ 醋腌蛋

醋和鸡蛋效果相辅相成，可清除黄褐斑和雀斑

醋和鸡蛋都有清洁皮肤的作用，两者作用相辅相成，可有效改善黄褐斑和雀斑。每天三次，每次饮用一杯，坚持一个月以上。

【制作方法】

❶一个鸡蛋。因为连皮使用，所以将鸡蛋洗净。

❷将180毫升的天然酿造的醋倒入杯中，将鸡蛋放进杯子中，贴好保鲜膜。放置在冰箱或者阴凉处一周，待鸡蛋溶化，壳里的薄皮不能溶解，用筷子挑破去除。

❸将剩下的鸡蛋和醋搅拌均匀，放在冰箱里保存即可。

有时会有不适合皮肤涂抹的情况，所以在使用前一定要进行皮肤测试。将半小匙的醋腌蛋涂抹在两腕之间，两个小时过后看看情况，担心的话可以持续进行三天，出现发痒和发红的情况就应停止使用。

改善血液质量和血行能够美发

头发是毛根产出的毛母细胞角质化的产物，每天大约生长0.3~0.5毫米。中医称头发为"血之余"，认为改善血液质量可以美发。实际上，毛根连着直径大约2微米的极细毛细血管，通过这些毛细血管向毛母细胞输送营养和氧。因此，改善血液质量和血行，从毛细血管到毛根的血液顺畅流动，就会长出美丽而又结实的头发。头发的平均寿命为5年，每天会自然脱落60~80根。但是一旦血液流通不畅，断绝供给毛根的营养和氧，就会造成头发脱落过多，这就是脱发。造成血流不畅的主要原因是压力过大、激素平衡失调、饮食和生活混乱等。脱发的另一原因是分泌的油脂过多。从毛根附近的皮脂腺分泌出来的油脂通过刺激保护头发，但如果分泌过剩，会覆盖住毛根，造成营养和氧无法供给，导致脱发。

白发是决定头发颜色的色素细胞数量减少，功能降低导致无法产出黑色素的状态。色素细胞减少、功能低下，头发虽然继续生长但却是白色，这就是白发产生的原因。

 防治要点

> 净化血液，注意碘、锌、不饱和脂肪酸的摄取充足。

主治植物

芝麻

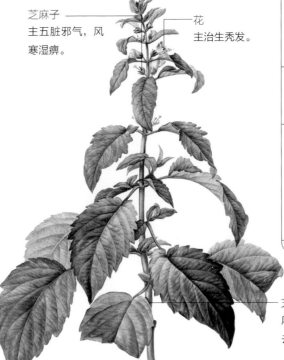

芝麻子
主五脏邪气，风寒湿痹。

花
主治生秃发。

- 释名：胡麻、巨胜、方茎、狗虱、油麻、脂麻
- 性味：味甘，性寒，无毒

芝麻茎叶
麻秸烧灰，可加到点痣去恶肉的药方中使用。

其他主治食物

栗子、海带、裙带菜、海苔、牡蛎、杂鱼干、松子等。

成品图

分类：
谷部/麻麦稻类

成熟期：5~6月

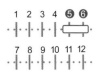

1 2 3 4 **5** **6**

7 8 9 10 11 12

适度分泌能促进细胞新陈代谢的甲状腺素是保养头发的关键，因此，碘是必需的营养素。海带、裙带菜、海苔等海藻类富含碘元素，应每天作为小菜食用。另外，锌元素不足的话会导致脱发。牡蛎、杂鱼干、芝麻等食物中富含锌元素。核桃和松子中的不饱和脂肪酸能提高皮脂腺的作用，促进皮脂的排出顺畅，适度分泌皮脂有助于预防脱发。

日本民间疗法

▶ 焙烧栗子壳 天然的养发剂

【制作方法】

准备10颗栗子壳，烧成粉末，溶解于180毫升的芝麻油后外用就是养发剂。每次用1～2茶匙，一天2～3次，涂抹在头皮上。用栗子的嫩壳直接涂抹在头发和头皮上养发效果更好。

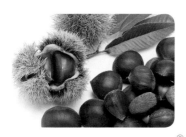

👆 栗子

▶ 蒸生姜 改善头皮血行

蒸生姜能有效促进头皮的血行通畅，在按摩头皮后再用效果会更好。将生姜擦碎用纱布榨出两杯姜汁，加入同等量的清酒，掺入少许小麦粉，搅拌到容易涂抹的程度，涂抹在头皮上，然后用热蒸毛巾将头部包好，蒸15～30分钟后洗净头发。

▶ 桑叶煎汁 预防脱发

干燥的桑叶可以预防脱发。将30克桑叶用600毫升的水煎到一半分量，用煎汁彻底涂抹头部。再用热毛巾蒸15分钟，然后洗净头发。

▶ 米糠油 通过刺激皮肤来生发

作为自古就用来生发的方法，通过刺激皮肤来促进头发生长。每天涂抹在患处两次。

【制作方法】

❶用窗户纸封在茶碗上，周围用绳子系好固定。在纸上尽量用针扎更多的针洞。

❷在纸上放上一堆米糠，在米糠上放上炭火，米糠燃烧后米糠油会通过窗户纸滴入茶碗。

❸取走炭火，以免烧到窗户纸。

▶ 截菜+笔头菜+当药+芦荟化妆水 预防脱发

截菜、笔头菜、当药、芦荟都具有护发防脱的效果，各自做成化妆水后混合在一起使用，各自使用效果也很好。

洗完澡后撒在头皮上进行按摩。

【制作方法】

❶将各自的鲜叶洗净擦干，分别装在广口瓶中，装满一半分量。

❷用20度以上的烧酒倒满广口瓶后密封。

❸每天转动瓶子一次，开盖排出气泡，如此坚持一周。

❹三个月后可以使用，保存在阴凉处有效期可达一年。

有时有不适合皮肤涂抹的情况，所以在使用前一定要进行皮肤测试。将半小匙的化妆水涂抹在两腕之间，两个小时过后看看情况，担心的话可以持续进行三天，出现发痒和发红的情况就应停止使用。

皮肤不断再生，也在进行着新陈代谢

皮肤是以表皮最下层的皮肤细胞角质化并且推向最上层角质层，如此反复，不断再生。形成角质层的胶质细胞失去细胞核，也就是死细胞，在表皮上停留一段时间之后会脱落。虽然是死亡的细胞，但是他们可以防止紫外线和干燥的刺激等来保护全身表皮，发挥着重大的作用。另外，因为胶质细胞覆盖在皮肤最上层，所以说起皮肤好或者粗糙的时候是指角质层的状态。皮肤的状态一般受到每四周循环一次的新陈代谢的影响，包括皮肤细胞的新生和分化、陈旧角质层的顺利脱落。角质层如果保护好全身表皮，就能保持表皮的温润和弹性，通过毛细血管输送营养，这样就能保持一个血色红润、健康的皮肤。新陈代谢不能顺畅进行就会导致皮肤粗糙，角质层变得脆弱，容易受到外界刺激。紫外线可导致黄褐斑和雀斑，容易造成皮肤水分蒸发出现干燥。

另外皮下毛细血管变窄可导致营养无法顺利供给皮肤。为了防止皮肤粗糙，必须保持充足的睡眠，尽量减少疲劳和压力，防止便秘，注意营养平衡的饮食都是非常必要的。

➕ 防治要点

促进新陈代谢，多摄取含有优质蛋白质和抗氧化力强的食物。

📋 主治植物

枣

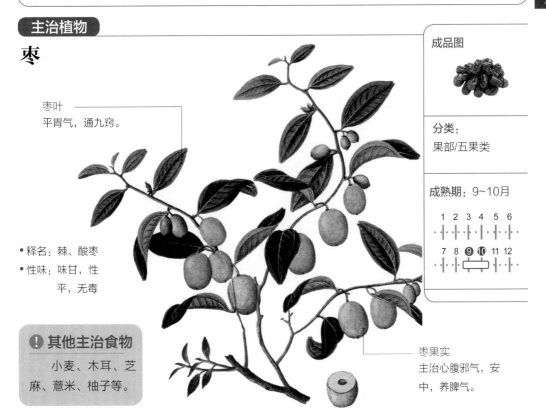

枣叶
平胃气，通九窍。

- 释名：棘、酸枣
- 性味：味甘，性平，无毒

❗ 其他主治食物

小麦、木耳、芝麻、薏米、柚子等。

成品图

分类：
果部/五果类

成熟期：9~10月

| 1 | 2 | 3 | 4 | 5 | 6 |
| 7 | 8 | 9 | 10 | 11 | 12 |

枣果实
主治心腹邪气，安中，养脾气。

与新陈代谢紧密相关的是B族维生素，关系着细胞的再生和补充细胞再生所需的能量。摄取充足的B族维生素族可以促进新陈代谢的顺利进行，防止黑色素的沉着。一般认为糙米和粗粮，全麦面包有益于皮肤健康是因为富含B族维生素的原因。其中薏米有调节皮肤水分的作用，可以防止皮肤的干燥和水肿。海苔也是富含B族维生素的食材。

维生素E抗氧化能力很强，可以有效防止老化。富含维生素E的芝麻还有改善末梢循环的作用。芝麻直接食用不易消化，应该磨碎后食用。每天研磨10克，加入适量的水和蜂蜜饮用就可以改善皮肤粗糙的情况。配合具有美肤作用的木耳，做成佃煮木耳芝麻也很有疗效。自古因美肤知名的核桃也是因为富含维生素E。

促进胶原质合成的维生素C也是重要的维生素。辣椒中含有多于柠檬一倍的维生素C。维生素C也非常抗热。

胡萝卜的胡萝卜素在体内会转变为维生素A，消除皮肤粗糙，滋润肌肤。保持肌肤的健康，优质的蛋白质是必需的。因为皮肤本身就是由蛋白质构成，应积极摄取大豆和豆制品等良好的蛋白质。

应尽量控制肉类、鸡蛋、点心，以及砂糖的摄取。体内新陈代谢过剩的物质，摄取过多的暖身食物都和皮肤粗糙相关。砂糖、竹笋、蕨菜、紫萁、虾、蟹等正属于这类食物。

● 佃煮芝麻和木耳　有益皮肤的食材组合

具有美肤效果的芝麻，配上能够净化血液，对皮肤粗糙有效的木耳佃煮，是治疗便秘的常备菜。接近于白色的木耳质量较好。

制作方法（一日用量）：

① 将10克木耳用充足的水浸泡后捞出，放在竹篓中控去水分。

② 在锅中倒入适量的芝麻油加热，倒入10克黑芝麻翻炒，再将木耳倒入翻炒在一起。

③ 加入汤汁1杯，酱油2大匙，收汁之后关火。

🛁 日本民间疗法

▶ 薏米茶、薏米粉末　美肤效果良好

【制作方法】

将干燥的薏米 20 克用 600 毫升的水煮到一半分量，作为一天的分量饮用。每天饮用 5 克粉末也很有效。

▶ 蕺菜茶　强健皮肤的毛细血管

老化和角质层受损会导致毛细血管变细，使皮肤不能摄取足够的营养。蕺菜有强化血管、改善血液循环的作用，还可以治疗便秘。用600毫升的水将15克干叶煎到一半分量，作为一天的量饮用。

▶ 米糠护肤、米糠水　打造细嫩肌肤

【制作方法】

米糠护肤就是准备米糠和同样分量的小麦粉搅拌在一起，用水揉和到耳垂的硬度进行护肤。涂抹在皮肤上30分钟后洗净。米糠水是将米糠放进布袋中，将热水倒在脸盆中提炼出精华部分，可将精华倒在洗澡水中入浴。

第四章

小食大补基本食疗养生

厨房里的食物养生

在自己家的厨房里开始饮食养生并不困难，因为只要恢复传统饮食方式即可。

▶ 完美的饮食方式

日本饮食养生的基本元素是糙米。糙米中含有的碳水化合物、蛋白质、类脂类，比例均衡，同时富含体内所需的维生素和矿物质，近乎是"完美食物"。所以，把糙米当作主食能够提供保持身体健康的营养。而且糙米含有70种涉及防止细胞受损的抗氧化物质，具有保护肾上腺、胸腺、甲状腺等免疫系统相关器官的作用，可以说糙米是非常适合被癌症和过敏所困扰的现代人的食物。只要食用就能获得好处，再没有比这更加轻松愉快的事情了。

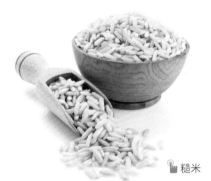
糙米

虽说是近乎"完美食物"，但糙米中缺少身体的必需元素——氨基酸，而酱汤可以补充这种元素。大酱的原料——大豆，是含有9种氨基酸的完美蛋白食物，但却有不易消化的缺点。

大豆和酒曲以及食盐混合在一起可制成一种人体容易消化的发酵食品，也就是富含约160种乳酸菌和酵母等微生物的大酱。另外，可用有助消化的梅干搭配酱菜。

▶ 人类是谷食动物

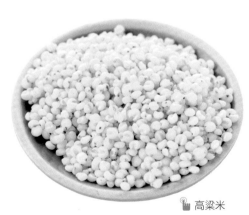
高粱米

把人类归为"谷食动物"的主张是明治时代的大夫——石塚左玄提出的。他认为人类有32颗牙齿，而其中的20颗是习惯咀嚼谷物的臼齿，另外，还举出了能上下左右前后活动的颌部构造等，都被当作人类的主食是谷物的理由。所以提出了人类不同于吃肉的犬齿发达的肉食动物和吃草的切齿发达的食草动物，是吃谷物的"谷食动物"这一主张。他认为生病是因为脱离了原本食用谷物的饮食习惯而引起的，患者应该以糙米为中心进行饮食，很多人也因此从疾病中恢复过来。

左玄最重视的就是"咀嚼"。一般人一口饭咀嚼100次，有胃溃疡和消化系统疾病的人要咀嚼200次，要把糙米完全嚼碎。虽说糙米不好消化，而糙米原本就是硬实的种子，不好好咀嚼，不易消化也是理所当然的，有时还会引起胃肠疼痛。因为唾液中含有分解淀粉的酶，所以好好咀嚼不仅会减轻胃肠的负担，还有助于提高糙米的吸收率。

▶ 导致机体矿物质不足的原因

长期食用糙米的人会出现牙齿损坏、骨骼脆弱、有贫血倾向等症状。当然并不是所有的人食用糙米都会出现这些症状，所以这些事实长期以来都被人们所忽略。

食用糙米发生这些症状是由摄入矿物质不足造成的。矿物质是人体内无法合成的微量元素，只能通过食物从体外摄取。形成牙齿和骨骼的钙质以及形成血液成分的铁质是最易发生不足的矿物质，长期食用糙米，这种状况才会显现出来。

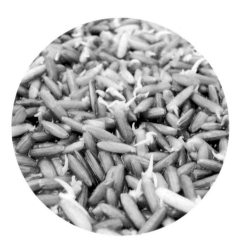

👆 糙米芽

说到为什么会出现这样的状况，一部分是因为糙米是种子的原因。糙米是在收获大米时仅仅去除谷壳的种子，可以说是沉睡的种子。因为是沉睡，所以一旦有适量的水和温度就会发芽，成为稻米，潜藏着能孕育3000粒新种子的生命力。而且虽说是富含各种矿物质和维生素，但这本来并不是人类可以食用的东西，而是发芽、孕育下一代的种子。就像对人来说钙质和铁质等矿物质非常重要，同样糙米的生长也是需要这些矿物质的，于是在发芽的一瞬间，一种叫作植酸钙镁的物质就将矿物质牢牢地锁住了。

植酸钙镁是谷类、豆类、坚果类、榨油种子中含有的物质，一般含量在1%～5%之间，但糙米中有9.5%～14.5%，这种植酸钙镁和矿物质结合后并不容易解开。因此，糙米中富含的矿物质极为有可能没有被体内吸收，而是经过体内最终成为大便排出体外。一般认为这就是引发人体矿物质不足的原因。

▶ 植酸钙镁的作用

乍一看对人类有很多害处的植酸钙镁，实际上对人类也有很多好处，比如，能够抑制引发癌症的自由基。铅、水银、铬、锰等重金属元素具有氧化类脂质的性质，进而产生引发癌症的自由基。

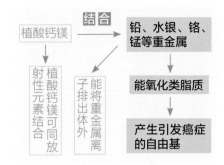

植酸钙镁能与这些重金属离子结合，排出体外，植酸钙镁也可以同放射性元素结合。因此，如果糙米中的植酸钙镁和矿物质的结合可以解开，不仅能够吸收糙米中富含的矿物质，还可以有效保护我们的身体远离有害物质。

▶ 如何将结合的植酸钙镁和矿物质分解呢？

煮饭可以将糙米变得松软，但仅仅煮饭是不能把结合的植酸钙镁和矿物质分开的。将结合的植酸钙镁和矿物质解开的必需条件是适量的水分、温度以及时间，也就说完整的发芽条件。这样糙米中的矿物质就会将结合的植酸钙镁和矿物质分解开。

糙米由于很硬，所以一般用压力锅才能蒸软，在这之前一般会用水浸泡一晚或者一天。浸泡的过程，不仅仅是为了使糙米变软后容易蒸熟，还可以将植酸钙镁和矿物质分解开。

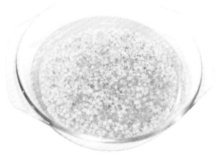

👆在蒸饭之前先用水浸泡一晚或者一天

植酸钙镁和矿物质可以通过发酵糙米或者是炒糙米来分解。米酒可以消除植酸钙镁的弊端，通过发酵提高糙米的营养价值。另外，在饮食养生中，除了糙米粥外，还可以将糙米炒熟后食用，这样有消除植酸钙镁弊端的效果。

以糙米为主食的健康饮食是非常简单的。这种简单的健康饮食就是浸泡糙米后使植酸钙镁和矿物质分解，然后好好咀嚼会更加有助于身体健康。

每个人的身体都不相同，应好好了解自己的身体，在以糙米为主食的基础上，再配以常备菜、草药、护理手法，就会保持自己和家人的身体健康。这也就是在自己家厨房进行饮食养生的乐趣。

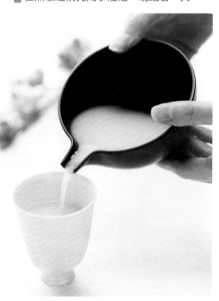

👆糙米酒

在蒸饭前进行充足的浸泡是关键

在清洗白米的时候，可以用力搓洗掉米中残留的米糠。在清洗糙米的时候，为避免损伤糙米表皮或无法去除糙米米糠，应将杂质轻轻冲洗掉。从洗糙米开始，糙米就开始吸水，所以尽量使用净化的水。如果平时泡水不认真，长期食用糙米会导致牙齿和骨骼脆弱，出现贫血的倾向，所以一定要养成煮饭前泡水的习惯。

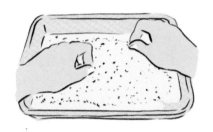

糙米是指除了外壳之外都保留的全谷粒，比起白米更富有维生素、矿物质与膳食纤维。

 将糙米放在平盘上，除去稻皮、青米、杂质。

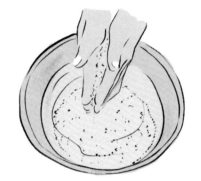

02 …… 将洗好的糙米放进盆中，加足够的水，双手合起来清洗糙米，注意不要损伤糙米。

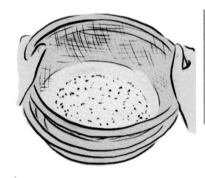

03 …… 将糙米放在竹篓中，将竹篓放进盛满水的盆中，左右轻轻晃动洗净。

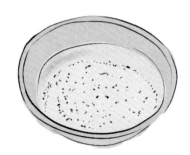

…… 04 将洗好的糙米放在水中浸泡一晚。

做糙米饭的事前准备

糙米饭的烹饪方法

比想象中更简单、更好吃

用砂锅烧饭

【材料（容易制作的分量*四人份）】

糙米两杯，食盐 1/5 小匙（每杯糙米中加入 1/10 的食盐），水 3 杯半（糙米的 1.5 ~ 1.8 倍）。

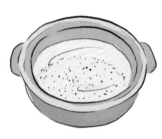

处理好的糙米控水，倒入砂锅中，再加入食盐和新水。

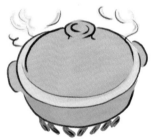

将砂锅放在中火上，煮沸后用很小的火（萤火）继续煮 40 ~ 45 分钟。改为小火时，在锅底架上煤气灶的环形铝盘。

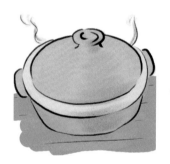

最后 10 秒用中火将水分蒸出，熄火后再焖 10 分钟。

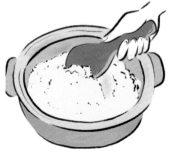

揭开盖子，用勺子从下到上翻动 2 ~ 3 次。

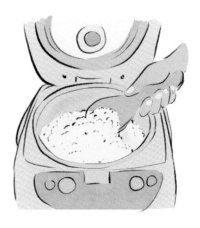

01 根据电饭煲内锅的容积，倒入处理好的糙米、适量的食盐和水。

02 按下按钮，开始蒸饭。

03 蒸好后打开盖子，用勺子上下翻动2～3次。

用电饭煲（带有糙米模式）蒸饭

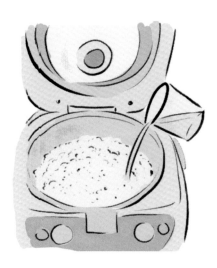

01 根据电饭煲内锅的容积，倒入处理好的糙米（为避免蒸不软，必须要提前浸泡一晚）、适量的食盐和水。

02 启动按钮，开始蒸饭。

03 关上按钮后打开盖子，用勺子上下翻动2～3次。

04 补水（两杯糙米加16毫升的水）开始搅拌，再次启动按钮。

05 蒸好后打开盖子，用勺子上下翻动2～3次。

用电饭煲（没有糙米模式）蒸饭

🍷 **关于蒸糙米的用水量**

　　蒸糙米的用水量要根据新米还是旧米，或者蒸饭的季节来变化。一般刚刚收获的糙米所含水分较多，越接近夏天水分越少。所以在蒸饭时，要随着秋、冬、春、夏季的变换而逐渐增加水量。

💰 **糙米饭的保存方法**

　　把蒸好的饭晾凉后放进密闭容器中，然后放进冰箱，可以保存两天。可以分成几次食用，用保鲜膜包好，也可以装进保鲜袋放平弄薄。为了便于食用，可以冷冻起来。

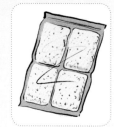

♣ 糙米饭的解冻方法

① 将冷冻的糙米饭放在碗之类的器皿中，然后放在锅中，加入不要过碗的水后用小火蒸。

② 或将锅里的水煮开，将冷冻的糙米饭倒进带把手的篓子里放在蒸汽中隔水蒸。

③ 为了防止蒸汽漏走，用抹布盖住锅盖，再放在中火上。注意不要让火烧到抹布。

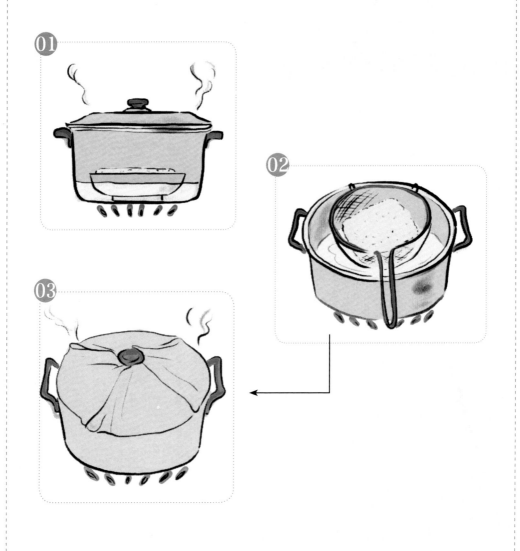

流体食物中，糙米汤最滋补

饮食养生之祖石塚左玄认为流体食物中最滋补的当属糙米汤，甚至是让衰弱的重症患者饮用，如果没有好转就说明病情到了"油尽灯枯"的程度。糙米汤不仅能够调整内脏功能、增强体力、降低体热，而且易消化，能顺利地吸收糙米的营养，多用于感冒和疲劳的时候。

【材料（容易制作的分量）】

糙米（糯米或者粳米，或是各准备一半）1 杯，水 5 杯。

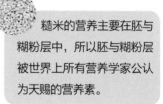

糙米的营养主要在胚与糊粉层中，所以胚与糊粉层被世界上所有营养学家公认为天赐的营养素。

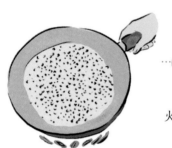

糙米用拧干的湿布用力擦去杂质，倒入平底锅中，用稍弱于中火的小火来翻炒，炒到比暗橙色稍黑的颜色为止。

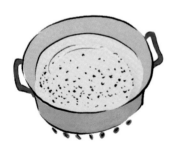

将①和水倒入锅中，煮沸后用文火再煮30～40分钟，煮到剩下1杯水分量的时候为止。

将煮好的汤倒在箩子上过滤即可。不过滤，糙米会吸收水分，所以必须要过滤。

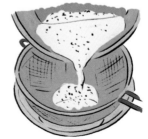

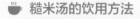

🍵 **糙米汤的饮用方法**

可以直接食用，喜欢的话可以加入盐、芝麻油、酱油等食用。

🥡 **糙米汤的保存方法**

在冰箱中冷藏能保存两天。

制作糙米汤

咳嗽严重时饮用糙米莲藕汤，糙米黑豆汤能够提高糙米汤的滋养强身效果，糙米海带汤营养均衡，糙米麦子汤色拉中富含膳食纤维。

▶ 糙米莲藕汤

【材料（一人份）】

糙米半杯，莲藕 50 克，水 2 杯半，生姜榨汁半小匙，食盐少许。

【制作方法】

❶将糙米用湿布用力擦去杂质，在热煎锅里用小火炒到比暗橙色稍深的颜色为止即可。将莲藕碾碎。

❷将①和水倒入锅中，用中火加热，煮沸后用极小的火熬煮30分钟左右。

❸加入生姜汁，用盐调味，过滤。

▶ 糙米黑豆汤

【材料（一人份）】

黑豆 1/4 杯，水一杯半，糙米粥半杯，大酱少许，食盐少许。

【制作方法】

❶将黑豆迅速洗净，控水。

❷将锅加热，用小火将黑豆干炒到黑豆爆皮的程度。

❸大致炒熟后加入一杯水，用小火煮到剩一半分量。

❹待③大致煮熟后加入半杯糙米粥，用搅拌机捣碎。再将其倒入锅中，用小火加热，加入大酱和食盐调味。

▶ 糙米海藻汤

【材料（一人份）】

干裙带菜 1/4 小匙，干香菇（小）1 个，原麦 5 克，洋葱 10 克，胡萝卜 5 克，糙米粥半杯，

食盐、酱油、胡椒各少许，芹菜的碎丁少许。

【制作方法】

❶将裙带菜和干香菇稍微用水浸泡一下洗净，再用一杯水泡发一下。将原麦用清水洗净，用水泡上。

❷将香菇、洋葱、胡萝卜切丁。

❸将①中泡发的汁倒入锅中，用小火加热。将②的蔬菜煮到松软。

❹加入原麦和糙米粥煮到松软，加入食盐、酱油、胡椒调味，撒上芹菜即可。

▶ 糙米麦子汤色拉

【材料（一人份）】

扁豆一株，干口蘑 10 克，洋葱半个（约 80 克），胡萝卜 10 克，糙米 2 大匙，麦片 2 大匙，水 2 杯，食盐、胡椒各少许。

【制作方法】

❶将扁豆切碎，用盐水稍微煮一下。将口蘑洗净放在竹篓中，将洋葱切成长条，将胡萝卜切成丝。

❷用湿布将糙米和麦片用力擦净，用小火炒到比暗橙色稍深的颜色为止。

❸将②和水倒入锅中，用中火加热，煮沸后转小火熬煮30分钟左右。

❹加入①煮开，加入食盐胡椒调味。

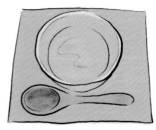

糙米汤米饭（剩下的米饭）的食用方法

制作糙米汤时，会剩下一定量的米饭，现在教您用剩下的米饭烹饪美食。

▶ 三年粗茶粥

【材料（一人份）】

糙米汤剩饭半杯，三年粗茶一杯，汤汁（海带）半杯，食盐少许，梅干一颗。

【制作方法】

①将糙米汤剩饭、三年粗茶、汤汁入锅，用中火加热。

②等煮开后改为小火加盐调味。关火，加入梅干即可。

▶ 御烧（烤剩米饭）

【材料（一人份）】

糙米饭1杯，萝卜泥50克，地粉1大匙，大酱1大匙，萝卜切片（大约5毫米厚）3片，芝麻油、酱油少许。

【制作方法】

①将糙米汤米饭、萝卜泥、地粉、大酱放进盆里，好好搅拌，分成3等份。

②将萝卜片放在①上，弄好形状。

③加热煎锅，倒上油，将②放进锅中加盖，小火蒸到整个油锅热透。

④待整个油锅热透后将①翻面，烤到萝卜有烤焦的颜色为止，拌上酱油。

▶ 饭团

【材料（一人份）】

梅干2颗，糙米饭半杯，海青菜粉半大匙，酱油少许。

【制作方法】

①将梅干去核，撕成粗条。

②将①和除酱油外所有的材料放进盆里搅拌，分为两份捏成三角形。

③加热烤架，小火烤到两面都有焦色为止。

④用刷子在③的两面涂抹酱油，然后再反复烤2～3次。

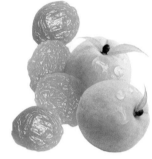

👆梅干

▶ 面团汤

【材料（容易制作的分量）】

山药50克，糙米汤米饭1杯，盐少许，地粉水适量，牛蒡20克，萝卜20克，胡萝卜10克，油炸豆腐半块，汤汁两杯半，食盐、酱油适量，香菜少许。

【制作方法】

①烧山药的须根，连皮捣碎。

②将糙米汤米饭、地粉、食盐放进盆里轻轻搅拌。分几次加水，做成有硬度的面团汤材料。

③将②同①混合在一起，把材料弄软。

④牛蒡切片，胡萝卜和萝卜按照银杏切法切好，将油炸豆腐用热水稍微浸泡一下，竖切两半后切碎。

⑤油炸豆腐放进锅中干炒。然后将牛蒡、萝卜、胡萝卜倒入翻炒，加入汤汁后炖煮，加入食盐和酱油调味。

⑥用勺子等器具将③的材料分成一口大小的分量，放在⑤的汤汁中。

⑦面团汤煮熟后将火调小，撒上香菜。

小食大补食疗

糙米粉的制作方法

将糙米做成易吸收的粉末

在身体不适、食欲不振，或者盛夏之际，糙米饭可能引起积食不消化，可以用糙米粉来替代，糙米的香气会引起食欲。干炒可以分离同植酸钙镁结合的各种营养物质，而且制成粉末容易消化，是将糙米的营养物质全都吸收的好方法。对于牙齿不好的年老者也很适宜，想要通便的话，可以代茶饮用。

【材料（容易制作的分量）】

糙米半杯。

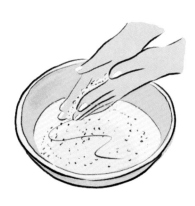

01 将糙米洗净后放在竹篓中，控去水分。

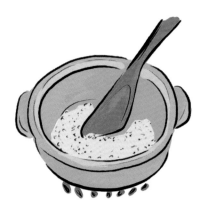

02 在炒锅中，用小火干炒1小时，不要炒焦。翻炒时间越久，完成后越香。

03 用食物搅拌机捣成粉末状，用研钵将小颗粒研磨的更细，这样便于吸收。

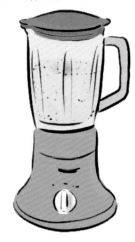

☕ **糙米粉的使用方法**

溶于热水或者粗茶中饮用。分量较少的话可以作为饮品，分量较多的话作为食物食用。加入米糖会变为健康甜点。

🍵 **糙米汤的保存方法**

放密闭容器，保存在冰箱中，当天食用完。

糙米粥

滋养胃肠的基本粥

　　选择易消化的食物，在不给身体带来负担的情况下可以吸收糙米的高营养价值。可以添加一颗梅干。

【材料（四人份）】

　　糙米半杯，水大约是糙米的7～8倍，食盐半小匙。

【制作方法】

01 将糙米洗净，用水浸泡一晚。

02 将①和水放进砂锅，加食盐，盖好盖子后架在中火上。

03 在砂锅两侧冒出蒸汽时，马上将火变大，再转为小火慢煮2小时左右。中间不可打开盖子。另外，为了避免溢出，应注意火候。

04 煮好后打开盖子，用勺子在锅底从下到上用力翻动。

赤豆粥

加入赤豆，有助于促进糖分代谢

　　赤豆除了有利尿作用之外，还富含丰富的维生素B_1和维生素B_2，可促进糖分代谢和类脂类代谢的顺利进行。

【材料（四人份）】

　　糙米半杯，赤豆准备糙米的1/5量，水准备糙米的10倍，食盐半小匙。

【制作方法】

01 将糙米在煎锅中用小火干炒至暗橙色。

02 将①和洗净的赤豆、水、食盐放入砂锅，加盖后用中火加热。

03 在砂锅两侧冒出蒸汽时，马上将火变大，沸腾后再转为小火慢煮2小时左右。中间不可打开盖子。另外，为了避免溢出，应注意火候。

04 煮好后打开盖子，用勺子在锅底从下到上用力翻动。

稗子粥

富含现代人所需的营养物质

稗子中富含钙、铁、镁、锌等现代人所需的营养物质，还有很好的暖身效果。

【材料（两人份）】

稗子半杯，胡萝卜 50 克，芝麻油少许，水两杯，食盐少许。

【制作方法】

01 不停换水清洗稗子，直到洗净污垢。

02 将胡萝卜切碎后用芝麻油翻炒。

03 将①和②放在锅中混合，加入刚好浸没食材的水（准备分量以外）架在中火上，用勺子不停搅动，直到没有水分。

04 加入两杯水和食盐，加盖后用极小的火再煮20分钟。

核桃粥

非常美味

核桃是非常有名的补肾食材，用核桃做的粥富含蛋白质、钙、铁、胡萝卜素、维生素B_2、维生素C、维生素E等营养物质。

【材料（两人份）】

糙米半杯，准备糙米 1/5 量的赤豆，准备糙米的 10 倍水，食盐半小匙。

【制作方法】

01 将糙米洗净，用水浸泡一晚。

02 将核桃去皮后用研钵捣碎，同糙米、水、食盐一起放入砂锅中，加盖后用中火加热。

03 在砂锅两侧沸出蒸汽时，马上将火变大，煮沸后再转为小火慢煮2小时左右。中间不可打开盖子。另外，为了避免沸出，应注意火候。

04 煮好后打开盖子，用勺子在锅底从下到上用力翻动。

具有滋养强身功效的另一大"主食"

　　用糙米做成的年糕，配以糙米饭，成为另一主食。配上萝卜泥和酱油的糙米年糕有一种特别的美味。以酱汤加入，又是一份营养均衡、令人满意的美食。糙糯米比糙粳米大约要多含2倍的类脂质，因滋养强身效果很好，每天吃一个就可以形成不易疲劳的体质。同时还有暖身的作用，因此对寒证也很有疗效。因为有助消化，所以是腹部不适的良药。

【 材料（容易制作的分量）】

糙糯米两杯，食盐少许，水两杯多。

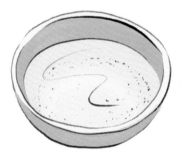

01 参考P157的【做糙米饭的事前准备】，洗净糙糯米，浸泡在水中一天。

 02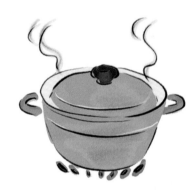

　　将糙糯米、食盐和水放入电饭煲或者砂锅中，参考P159的【糙米饭的烹饪方法】蒸饭即可。

 03

　　将研钵用热水加热，将研磨杵用热水浸湿，将②倒进研钵捣碎，达到没有米粒和溜滑的程度，米饭粘在研磨杵的时候，都要用热水烫研磨杵。做好的年糕请参考下页【糙米年糕的保存方法】的要领切开。

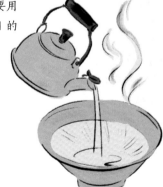

小食大补食疗

年糕的应用范围很多，烘烤的话就可以作为主食，芝麻大酱年糕汤、杂样煎饼、法式年糕汤都可以。

▶ 芝麻大酱年糕汤

【材料（一人份）】

糯米年糕一个（50克），烤干紫菜半张，糯米酱（15克），芝麻酱（白）2大匙，热水3/4杯。

【制作方法】

❶把糯米年糕放在烤架上（或者小型烤箱）烘烤到有焦色的程度。

❷将芝麻酱、大酱放进锅中，加热水搅拌后用小火加热。

❸将①的年糕放在容器中，然后盛满②的汤汁，装饰上干紫菜即可。

▶ 杂样煎饼

【材料（一人份）】

糯米年糕一个（50克），大葱40克（较细的一根），红生姜10克，地粉半杯，海带茶1小匙，海青菜2大匙，食盐和芝麻油少许，水适量，辣椒酱适量，西红柿酱适量。

【制作方法】

❶将糯米年糕切成5毫米的小块，将大葱和红生姜切碎。

❷把地粉、海带茶、海青菜、食盐放入盆中，用适量的水溶解。

❸加热煎锅后倒入油，用勺子将②舀出后放在煎锅中摊开。

❹将①撒在③上，加盖后烘烤到完全烧烫为止。涂上辣椒酱或西红柿酱会更加美味的。

▶ 法式年糕汤

【材料（一人份）】

中等洋葱1个（150克），糯米年糕1个（50克），面包粉1/4杯，香芹（切碎）1大匙，芝麻油少许，汤汁（海带）1杯，食盐和酱油少许。

【制作方法】

❶将洋葱切丁，等分糯米年糕，将面包粉和香芹混合拌好。

❷将锅加热后倒油，将洋葱翻炒到糖色。

❸将汤汁倒进②中，再加入食盐和酱油调味，加入糯米年糕用中火加热。

❹煎锅加热后倒油，翻炒①的面包粉和香芹。

❺将③倒入容器中，撒上④。

🍵 变硬的糯米年糕的食用方法

将糯米年糕弄碎成小块，在阳光下晒干。油炸或者翻炒，或者撒上食盐或酱油。

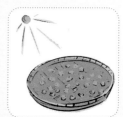

🛍 糯米年糕的保存方法

在菜板上将糯米年糕弄成2～3厘米厚的长方形。切成适量的大小装入密封袋中，冷冻保存即可。

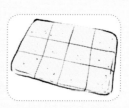

糙米营养价值最高的时候是发芽的瞬间

糙米发芽的话，会感受到糙米是充满生命力的种子。发芽必需的条件是温度和水，最适宜的温度是27℃～30℃，15℃～40℃也可以。所以白天可以放在窗边，晚上放在温暖的地方就可以发芽。糙米营养价值最高的时候是发芽的瞬间。出芽时营养被嫩芽吸收，口感有所下降，所以要在快发芽时候从水中捞出。

【材料】

糙米适量，温水准备浸没糙米的分量。

【工具】

竹篓，玻璃盘子（或者平盘），保鲜膜，牙签。

将糙米放在竹篓上，轻轻清洗，以免损伤表面。

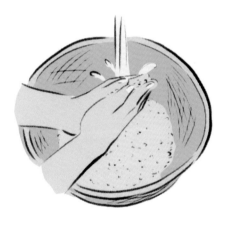

将糙米放进玻璃盘子或者平盘中，铺平糙米。不要超过1厘米的厚度，铺的越厚越容易滋生细菌，最佳厚度为5毫米，尽量使用底盘较大的容器。

倒入大约30℃的温水浸没糙米即可。

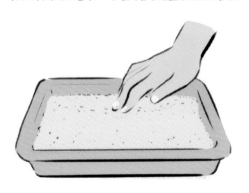

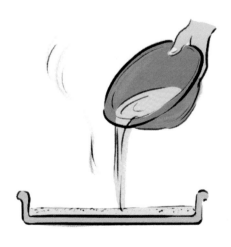

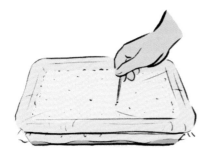

04 为了避免温度下降，应封好保鲜膜、用牙签等工具在保鲜膜上刺出一些小洞，以确保发芽所需氧气的供应。

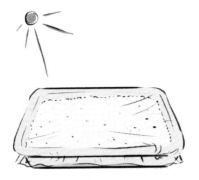

05 白天放在窗边，晚上放在客厅或者冰箱上等温暖的地方。

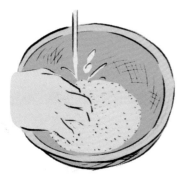

06 夏季每隔4～5个小时，冬季每隔7～8个小时更换温水。换水时将糙米放竹篓上轻轻冲洗。24～48小时内胚芽部分长出时完成。

🍳 制作美味糙米芽的关键

一年内的糙米发芽能力最好。发芽能力越旺盛的糙米含的优质营养和能量越多。

泡过水的糙米表面容易滋生有害物质，也会产生苦味，所以要注意更换温水。加入一小把食盐或者长炭能够保证水质。

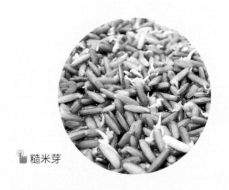

👆 糙米芽

🍲 糙米芽的烹制方法

通常烹制糙米芽时的用水量是糙米的1.5～1.8倍，是由于糙米芽吸收了水分，水量减为1.2～1.5倍。如果是干糙米芽应同烹制糙米的用水量相同。电饭煲或者砂锅皆可，同糙米饭的烹饪顺序相同。

🛍 糙米芽的保存方法

温暖的状态下保存，嫩芽会继续成长或者腐烂。所以应该除去水分，2～3天间晒干。完全晒干后放进容器中，在冰箱中冷藏可以保存一个月。

富含酶的糙米甜酒

在糙米粥中混入曲霉后保温就可以制作令人怀念的甜酒。通过发酵，糙米提高免疫力和肝功能的作用会更强。而且，理肠效果不劣于酸乳，富含身体容易缺乏的酶。因此，糙米甜酒也是有助消化和解毒的健康饮品。

【材料】
糙米曲菌（干燥）1杯，温水（40℃）1/3杯，煮好的糙米2杯，水半杯，盐一小把。

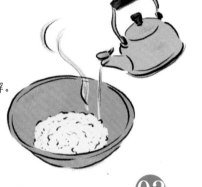

将糙米曲菌加温水溶解。

将糙米、水、食盐倒入锅中，煮几分钟后做成粥。倒入盆中待冷却到50℃左右。

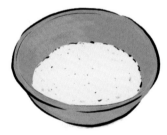

将①分2～3次加入②中。毫无遗漏地混合搅拌。

电饭煲加入③保温，开盖后保持50℃～60℃放置发酵8～10个小时，这期间为了避免灰尘的浸入，用抹布盖好，中间再搅拌几次。

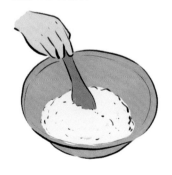

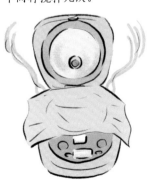

捣碎饭粒，透明部分消失芯部变白，则糖化活动结束。这之前可以按照自己喜好的甜度，在某一阶段从电饭煲中取出即可。

 制作美味糙米甜酒的关键

在购买酒曲的时候应该切开确认一下，芯部不是透明的，而到最中间的部分是纯白色的为优质酒曲。

因为曲霉以米中的糖分为营养，所以比起粳米来，糯米糖分更高，发酵不易失败，而且制成的酒会更甜。

为防止杂菌的混入，应提前将容器和工具洗净，用热水或者酒精消毒。

50~60℃是糖化酶活动最适宜的温度，温度过高会造成曲霉活动迟缓，糖化活动没有进展导致缺乏甜味，温度过低会导致乳酸发酵处于优势，酸味会损害味道，而且会滋生杂菌。因为电饭煲的保温温度不能调节，所以事应先确认好。倒水后按下开关，1小时后测量温度，处于50~60℃即可。

糙米甜酒的饮用方法

通上述方法做成的是生糙米甜酒，可以直接饮用，也可以加入2~3倍的水加热后饮用。做成的甜酒中曲霉和酶还在生长，因此更宜稍稍加热后再饮用。

加入少量的生姜可以使味道变得清爽。

在江户时代，糙米甜酒作为治疗夏季食欲不振和体力下降的饮品，能有效消除疲劳和防止苦夏。

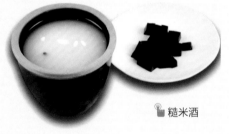

糙米酒

 糙米甜酒的保存方法

生糙米甜酒中也会有杂菌生存。虽然曲菌已经死亡，但如果保存，还是要经过100℃的热水煮沸10分钟杀菌，待凉后装入瓶子冷藏。为了防止空气中的杂菌混入，应确保封盖严紧。注意要在七天内喝完。

糙米和豆类发酵的理想豆瓣酱

加入大豆、酒曲、食盐通过增加发酵时间酿成的"优质豆瓣酱"，根据素材和保存状态的不同会发生多种有趣的变化。通过发酵不仅可以使大豆和糙米的营养成分变成容易消化的形式，还能大大提高大豆和糙米的功效，而且自己制作会更加放心。

糙米、谷类、麦子、黍类与豆类并列为五谷。根据地方不同五谷不同，但是永远不会缺少豆类，这表示从古代开始人们就重视豆类蛋白质。

糙米中赖氨酸等几种人体必需的氨基酸含量较少。而另一方面，在豆类中大豆是唯一含有9种氨基酸的品种，富含多种糙米中不足的人体必需的氨基酸，大豆中35%是蛋白质，在植物中，以及与肉类和鱼类相比都可以算是含蛋白质较高的食物。

食用糙米和大豆，即使不食用肉类也不会引起蛋白质不足。

大豆蛋白质的缺点是煮和炒都比较难以吸收，克服蛋白质吸收困难的方法就是将大豆发酵成熟制成豆瓣酱。用于制作豆瓣酱的曲霉对蛋白质具有很强的分解能力，能将大豆蛋白质的60%分解溶于水中，30%分解为氨基酸。因此，豆瓣酱的蛋白质比起大豆来说更容易被人体所吸收，糙米饭配豆瓣酱汤这一饮食的基本样式，从蛋白质吸收的角度来看是非常完美的组合。

经研究证明，豆瓣酱的功能中首先是提高了机体细胞的抗诱变性。诱变是使细胞突然发生变异的性质，众所周知，癌症中的引发物质多为诱变性物质，而豆瓣酱中的溶脂性物质有抑制诱变性物质的作用。实际上，完全不食用豆瓣酱的人群患胃癌的概率要比经常食用豆瓣酱者高出50%。

另外，豆瓣酱还能防止胃溃疡和十二指肠溃疡，抑制胆固醇，具有整肠作用和促进消化的作用，还有预防卒中、动脉硬化、高血压、肝硬化、骨质疏松症的功效，抗氧化能力也很强。豆瓣酱中富含膳食纤维和糖分，有助于改善肠内环境，自古以来就被称为健康食品的调味料。

准备

【材料（做完大约7.5千克）】

糙米酒曲（生）2千克（酒曲是一粒粒连在一起的，切开后芯部发白的为优质酒曲，能够很好地繁殖曲霉。如同升花状、松软的酒曲难以繁殖，尽量避免使用），大豆2千克（选择无农药的、有机栽培的、没有转基因的日产大豆），食盐约900克（大约是酒曲和煮好大豆总量的12%～13%。如果低于这个标准，会容易腐败）。

【工具】

陶制的瓮（或者搪瓷容器）（陶制的瓮，推荐使用常滑烧的圆桶深底型。搪瓷的容器，应注意内壁有伤时会造成盐分不均的状况，所以选择没有伤痕的）、研钵、研磨杵。

制作盐腌酒曲

盐腌酒曲是将食盐加入生酒曲中，以达到停止发酵的目的。生酒曲会老化腐败，所以买回来后在2～3小时之内必须停止其发酵。将酒曲和50克食盐放进稍大点的盆中，随着酒曲一颗颗分解搅拌，如果食盐没用搅拌均匀会引起腐败，所以必须全力进行揉和。腌好后放在冰箱中可以保存一个月。

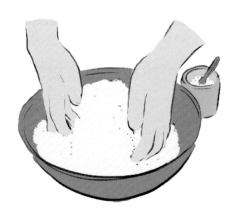

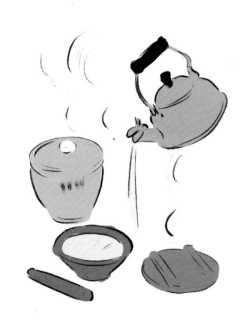

用水浸泡大豆

用水洗净大豆，除去虫蛀的、浮在水面上的大豆。用3倍于大豆的水浸泡大豆一天后吸干水分。

消毒

为了避免大酱中混入杂菌，装料的容器、盖子、网子、研钵、研磨杵、漂白布、镇压石等都应用开水消毒。

制作方法 ••••

01 ••••

　　将吸过水的大豆放进锅中，加上足够的水，中火煮沸后变改小火。注意防止沸出和烧焦，一直保持水量浸没大豆。煮到夹起时软到要碎的程度，大约要煮5~6小时。煮好后将大豆放在竹篓中控去煮汁，将煮汁放到一边待用。

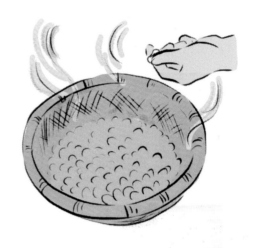

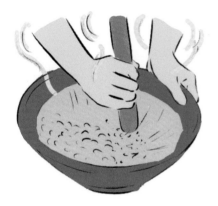

02 ••••

　　大豆放进研钵中，趁热用研磨杵捣碎，待凉后将盐腌酒曲混合在一起，迅速搅拌。

03 ••••

　　大豆和人体温度差不多时加入盐腌酒曲，如果发干的话可以加入①的煮汁揉成类似耳垂的硬度后从上到下，再从下到上搅拌均匀。

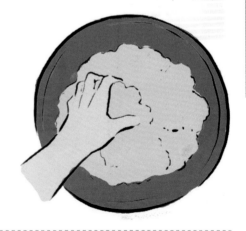

*

成熟时间

　　冬季酿造需5~6个月，春季酿造3~4个月后可以食用，经过暑伏的炎热之后会变得更加可口。每一周取出一点后将剩下的豆瓣酱恢复原状，因为一旦成熟过度会导致口感下降，所以等到味道刚好时，将剩下的豆瓣酱冷却后放进冰箱冷藏，停止发酵。

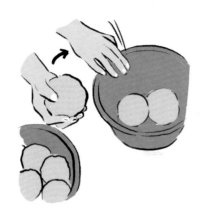

...04

　　将剩下的盐1/3撒在容器底部，不断抽出空气，同时将③团成拳头大小，紧紧地塞进容器中。因为塞得越紧成熟的越好，而且为了排出空气可以用力敲打紧塞进容器中。

05...

　　将豆瓣酱的表面弄平，撒上剩下的食盐，用漂白布或者竹子皮、保鲜膜等封好，以此来阻断空气，加盖后压上相当于豆瓣酱2～3成重量的镇石压好。为了防止灰尘进入，用报纸盖好后用绳子系好，放置在阳光不能直射的阴凉处。

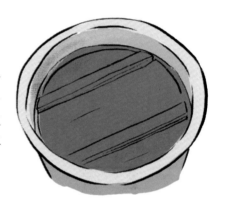

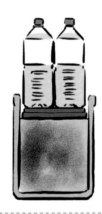

...06

　　经过1～2个月后，压着重石的盖子上出现1厘米类似酱油的液体后，与所有豆瓣酱混合在一起均衡味道，更换漂白布或者保鲜膜，然后将镇石换成原来的一半重量压好。之后，一月一次检查是否有霉菌和气鼓的情况。

＊

　霉菌

　　盖子上出现类似霉菌的白膜是酵母的正常现象，并不是有害物质。将盖子洗净后用热水煮10分钟，晒干后再盖好。容器内侧剩下豆瓣酱也容易出现霉菌，所以将豆瓣酱取出后用热水消毒并认真地擦净。豆瓣酱出现霉菌，可以用勺子等撇去后用消过毒的勺子重新搅拌，恢复原状。

　气鼓

　　由于镇石太轻或者气温过高会出现气体，导致豆瓣酱浮起，这就是"气鼓"，特别是夏季更应加强注意。出现气鼓后用勺子搅拌排出气体，加重镇石重新压好。

基本的酱汤

用优质豆瓣酱做成的酱汤

豆瓣酱做好后加上时令的蔬菜和海藻类，配上油杂豆腐等做成酱汤。

【材料（两人份）】

洋葱半个，油杂豆腐半块，干裙带菜 2 克，大葱（葱白部分）2 厘米，芝麻油少许，汤汁 2 杯，糙米豆瓣酱 30 克。

【制作方法】

01 将洋葱剥皮后切片，把油杂豆腐切成5毫米宽，用水稍微浸泡一下干裙带菜捞出，放在竹篓中控水，切成1厘米宽，将大葱切成薄片。

02 将芝麻油倒进锅里加热，倒入洋葱翻炒，再把油杂豆腐倒入翻炒。

03 倒入汤汁煮开后改为小火，再煮4～5分钟。

04 倒入裙带菜，把豆瓣酱溶于汤中，一起煮开后熄火，撒上葱末。

烧烤配酱汤

在户外享受优质豆瓣酱

提前做好的话只需倒上热水就可以，加入牛蒡、胡萝卜、莲藕可以制作成外带的酱汤。

【材料（两人份）】

牛蒡、胡萝卜、莲藕各少许，芝麻油半大匙，豆瓣酱 2 大匙半，大葱 1/4 根。

【制作方法】

01 将牛蒡、胡萝卜、莲藕切成碎丁。

02 将①用芝麻油翻炒，加入豆瓣酱轻轻翻炒。

03 将②等分为5份弄成圆团，放在烤架上烘烤。

04 把烤豆瓣酱放在碗中，撒上葱末，然后到上热水即可。

腌制梅干

自古流传的健康食品

热气腾腾的糙米饭配上梅干，酸味在口中扩散开来，引起了强烈的食欲，那一瞬间的满足感是什么也不能改变的。梅干能促进唾液分泌，有助于淀粉的消化，所以同糙米饭有着很好的互补性，是消除疲劳、改善肝功能、净化血液的天然健康食品。

梅干不仅是主食糙米饭的配料，自古还被称为"每日的必食品"，"梅能去三毒（食物、血液、水的毒素）"，教导人们每天食用。梅干具有消除疲劳、净化血液、杀菌等功效，每天食用梅干也是寻常百姓为了过上没有病灾、远离毒素的健康生活的一种智慧。另外，梅干不仅可以直接食用，也可以焙烤，还可以加工成精致梅和梅酒作为民间偏方发挥功效；可以作为治疗食物中毒的特效药，也可以缓解头痛和牙疼、预防感冒、治疗失眠和寒证等疾病，用途非常广泛。

酸，疲劳时肌肉中会堆积乳酸，产生乏力和酸疼感，柠檬酸可有效防止乳酸堆积，促进糖类和脂肪的代谢。梅子能有效治疗腹痛和食物中毒是因为其富含的有机酸具有良好的健胃理肠作用，苦味酸具有提高肝功能的作用。

但是，和豆瓣酱并列为日本代表性健康食品的梅干在栽种时常使用农药，制作过程中也使用了很多化学调味料、染色剂、人造甜味剂，盐也不是富含矿物质的天然盐，多使用化学盐制作。

正因为是每天想吃的食物，所以没有任何添加剂的自然食物才是最理想的。自己制作的梅干，用于焙烧，制作精致梅、梅酒，也可也用于治疗平时的身体不适。

准备

【材料（成品大约2.6千克）】

梅子2千克（六月上旬用于制作梅酒的青梅会上市,质地较硬。到七月份,成熟色黄的梅子上市,用于制作梅干。太青或者太黄都不能制作出好吃的梅干，最好选择大小一样、质软、果肉厚实的梅子），腌制用的食盐400克（梅子重量的10%）（如果要长期保存,需要增加25%的食盐），烧酒（35度之上）6大匙，红紫苏叶200克（梅子重量的10%）（红紫苏在六月下旬上市），腌制红紫苏的食盐40克。

【工具】

　　容器（必须准备腌制用的和保存用的容器，腌制用的选择陶制的坛子，保存用的选择玻璃制的容器为宜。因为梅干的酸性和盐分腐蚀性较强，所以应尽量不要用金属和塑料制的容器）、盆、小锅盖（或者浅平底碟）、镇石（最初的镇石应是梅子的一倍。因为中间要换成一半的重量，所以最好用塑料袋装好小石子，或者用大塑料瓶装上水作为镇石，只需通过减少小石子和水即可）、竹篓、竹签子。

消毒

　　出现杂菌或者水分的残留，会导致发霉，所以容器、盆、小锅盖、镇石、竹篓要用热水消毒，用阳光直射晒干。

梅干的腌制（提前准备）

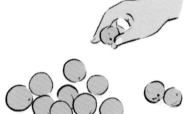

01

去除带有伤痕和黑色斑点的梅子。

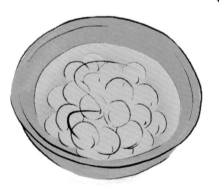

02

稍稍洗一下，用充足的水浸泡一晚，除去苦味。

03

将每一颗梅子用干净的布擦干净，用竹签将梅子蒂部剔除，应注意不要损伤果肉。

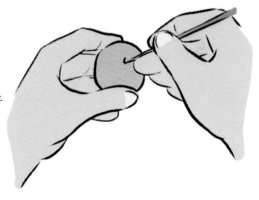

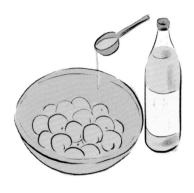

04

　　将梅子放进干燥的盆子中，将烧酒倒进去搅拌，让每颗都沾满酒，可以起到杀菌的效果。

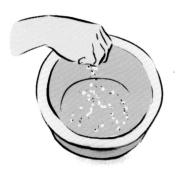

05

　　盆底撒上一层薄薄的食盐。

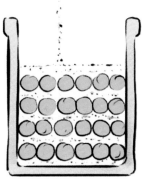

06

　　将梅子放进盆中排好，在排好的梅子上撒上一层薄薄的食盐，反复撒盐。全部排好后将剩下的食盐全部撒上。

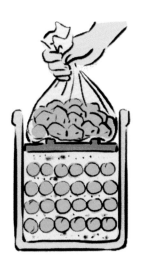

07

　　将小锅盖均衡地放在上面，再压上镇石。放置在阳光不能直射的阴凉处，2~3分钟没有液体溢出的话，就要增加镇石重量。

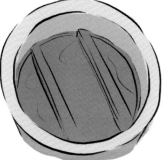

08

　　当液体溢到镇石的时候，将镇石重量减少为与梅子相同（2千克），保存在阴凉处直到红紫苏上市的时候。

红紫苏的腌制（主要步骤）

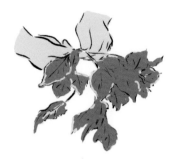

将红紫苏的叶子切碎，注意不要茎部。

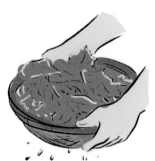

用足够的清水洗净，放在竹篓中控水，用干布擦去水分。

将红紫苏放进干燥的盆中，再把腌制红紫苏用的食盐倒进盆中揉搓到全部糅合。

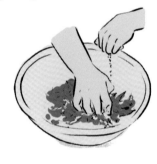

将红紫苏一点点取出，用力榨汁，将黑色的苦汁倒掉。

将盆洗净后用干布擦干，倒入红紫苏，倒入腌制梅子溢出的白梅醋的一半分量，做成红梅醋。

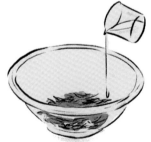

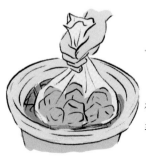

将红紫苏铺满在容器中的梅子上，再将红梅醋倒入，用红紫苏浸没的镇石压好。

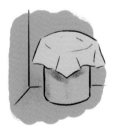

用干净的抹布等将容器口封好，存在阳光不能直射的阴凉处到夏季的暑伏即可。

暑伏时，为防虫蛀和发霉，将物品拿到户外晾晒。

01

通过天气预报确认有持续的晴天，进行晒夏，晒干梅子的汁水。将梅子排放好，不要重叠，一面晒干后用干燥的筷子翻身，待梅子出现褶皱，晒干到可以吹走盐分。将红紫苏用力榨干后放在竹篓上晒干，天气好的话可以晚上晾晒。晾晒三天左右。

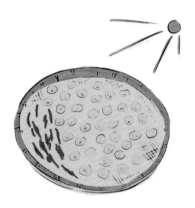

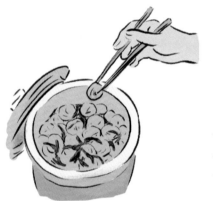

02

梅子和红紫苏晒干后，将梅子放进保存用的容器中，放置在阳光不能直射的阴凉处保存。可以马上食用，但是腌制半年后食用味道更好。在取出梅干时，要使用干净干燥的筷子，防止变质。

霉菌

表面出现霉菌时，将梅子和红紫苏取出用烧酒清洗掉霉菌，铺在竹篓上晾晒1～2天。用热水将容器消毒，用干布擦干。将梅醋煮开，晾凉后倒入容器中，重新放入梅子和红紫苏。

☕ **红紫苏的使用方法**
把红紫苏研碎，将粉末撒在米饭上或者混合在饭菜中。

☕ **红梅醋的使用方法**
红梅醋可以代替醋使用，也可以腌制生姜末和萝卜薄片，用3倍的水稀释熬煮莲藕也很好。

精致梅

有良好的健胃理肠、预防感冒、净化血液的效果

精致梅是将梅干的功效浓缩，虽然制作比较耗费时间，但可以保存5~6年，便于携带。

精致梅具有杀菌作用，可以促进肠内细菌正常化，所以对突然的腹痛和腹泻以及食物中毒等疾病有很好的疗效，还可以缓解胆结石的发作。可以加入热水调至喜好的浓度，也可以用糯米纸包好，每两个小时食用一颗大豆的分量。

由于对消除疲劳、预防感冒、净化血液、减轻肝脏负担有很好的效果，适宜每天饮用。准备1~2颗的分量加水每天饮用三次。

【材料】

青梅(没有伤痕,果实饱满)2~3千克。

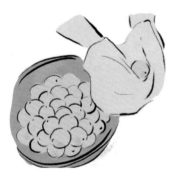

01 将青梅洗净，用干抹布将水分擦净。

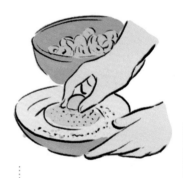

02 将青梅切开去核，用陶制的擦菜板擦碎。

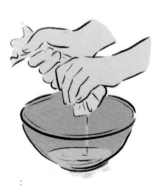

03 用多层的纱布将擦碎的梅子榨汁。

04 将③放进耐热的玻璃锅或者砂锅中，除去泡沫，同时要炖煮两个小时左右。待颜色变黑，变黏稠后即制作完成。

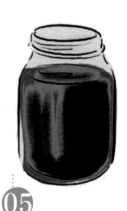

05 放进用热水消毒的玻璃或者陶制的小瓶中保存，封好盖子。

精致梅干茶

调理身体

梅干、酱油、生姜以及三年粗茶，用对身体有益的东西做成的健康茶，养成早晚各饮一杯的习惯会在不知不觉中调理好身体。

净化血液，改善血行能缓解寒证和疲劳。另外，调整胃肠可以促进消化吸收和解毒。

梅姜粗茶正是能实现这些目的的饮品。梅干和生姜可以净化血液、健胃理肠，酱油有补血作用。三年粗茶与煎茶不同，有暖身的效果。加入葛根粉可以调理胃肠，咳嗽和咳痰严重时，加入莲藕泥饮用即可。

【材料（一杯分量）】

梅干中等一颗，酱油1小匙，生姜榨汁2～3滴，三年粗茶150～200毫升。

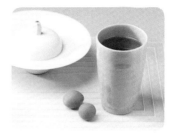

青梅茶

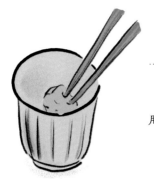

01

将梅干放在茶碗中，用筷子去核、揉搓。

02

将酱油和生姜榨汁加入①中。

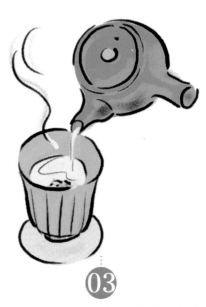

03

倒入热的三年粗茶，反复搅拌。

葛根粉糖糕

保护胃肠的滋养食品

　　葛根粉糖糕具有暖身的作用，所以对感冒初期较好，还可以净化血液，是能够调理胃肠、增强体力的滋养食品。

　　葛根部含有很多淀粉，葛根粉糖糕有益于虚弱体力的恢复。同时，具有调理胃肠功能的作用，所以在腹泻的时候，是很好的滋养食品，有发汗、解热、镇痛等作用，这是中药葛根的主要疗效。

　　具有净化血液的葛根粉，可以使得为血液解毒消耗能量的肝脏得到休息，有助于恢复肝脏功能。只要进食1～2次葛根粉糖糕，就可以恢复胃肠和肝脏的活力。取葛根粉1小匙做葛根粉汤也很有食疗效果。

【材料（一餐份）】

葛根粉三大匙，水适量，盐适量。

将①倒入锅中，不断加入少量的水来溶解葛根粉。

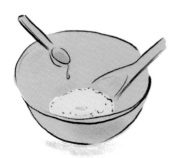

将葛根粉放进小容器中，加入同葛根粉同样分量的水进行糅和。

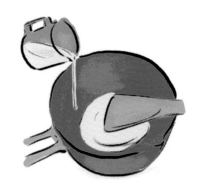

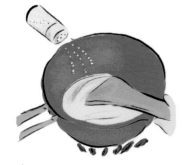

加入食盐后架在中火上，用木铲不停搅拌。

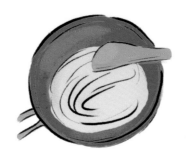

将葛根粉熬炼到木铲搅拌力道变小和葛根粉变透明为止。按照个人喜好加入适量的酱油后即可食用。

萝卜汤

有利于退烧和利尿

有效治疗感冒的萝卜汤，具有净化肾脏和改善便秘的作用。

萝卜汤具有很强的发汗作用，对感冒具有很好的退烧作用，消化酶可以调整内脏功能。另外，富含维生素C，可以每天饮用预防感冒；有很好的利尿效果，丰富的膳食纤维可以改善便秘，可以说萝卜汤是促进排毒的良好饮品。

萝卜具有消炎作用，可以在肩部酸疼和腰痛的时候每天饮用。维生素多聚集在萝卜皮中，因此最好连皮捣碎；一小时内会失去有效成分，应迅速饮用。

【材料】

萝卜泥（萝卜下部）满满 3 大匙，生姜泥准备萝卜泥的 1/10 量，三年粗茶 200 毫升。

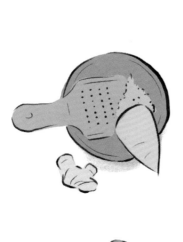

01 将萝卜和生姜擦碎，入容器中。

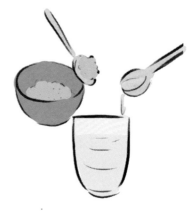

02 将①和酱油倒入茶碗中，搅拌均匀。

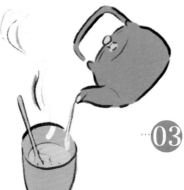

03 倒入煮开的热三年粗茶，趁热饮用。

＊ 因为作用很强，所以身体虚弱、高血压、心脏病患者不要饮用。健康的人一天也不要饮用超过三次。

赤豆南瓜

有很强的解毒作用

赤豆和南瓜温和的味道让人停不下筷子，这两种蔬菜都具有良好的利尿和缓泻作用，是促进排毒的常备菜。

赤豆的主要成分是糖分和蛋白质，但也富含维生素B_1、膳食纤维、皂甙、钾元素等。维生素B_1是糖分分解不可缺少的物质，通过净化血液，排出废弃物来改善乏力和酸疼的状况。植物纤维有助通便。皂甙和钾有很好的利尿效果，可以缓解肾脏疾病引起的水肿，有效预防心脏病和高血压。

赤豆的红色据说能辟邪，也许这正是由于其具有很强的排毒作用，可以同富含胡萝卜素、维生素C和维生素E，能够提高免疫力的南瓜相配成常备菜。

【材料（一餐份）】

赤豆1杯，南瓜300克，食盐1小匙。

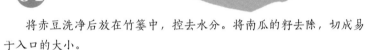

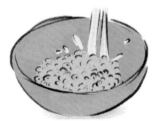 **01** 将赤豆洗净后放在竹篓中，控去水分。将南瓜的籽去除，切成易于入口的大小。

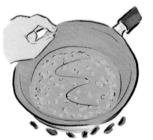 **02** 将赤豆放进锅中，加入3倍的水，开始用强火，煮沸后改为小火，不停加水煮到用手一捏就要破掉的程度。

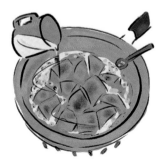 **03** 将盐撒在赤豆上，放入南瓜，倒入浸没食材的水。

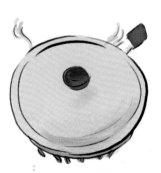 **04** 用中火煮30分钟，煮到南瓜松软。

金平牛蒡

基本的常备菜

这是一道将牛蒡、胡萝卜、莲藕这些对身体有益的根菜类蔬菜组合在一起的常备菜，配合体质可以更改分配比例。

牛蒡、胡萝卜、莲藕虽然对身体有益，但是坚持每天都吃也会很困难。从这一点看，可以做成金平牛蒡存放，作为一种重要的小菜。

无论是哪种根菜都富含膳食纤维，对调整大肠功能有很好的作用。另外，三种菜都有很强的抗氧化能力，所以从预防癌症的角度来讲应该经常食用。因为牛蒡有通便的作用，胡萝卜具有造血作用，莲藕具有提高呼吸系统功能的作用，所以根据体质可以改变分配比例。

【材料（容易制作的分量）】

牛蒡 100 克，胡萝卜 50 克，莲藕 50 克，芝麻油 1 大匙，酱油 3 大匙。

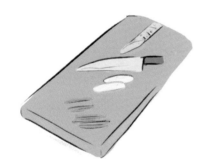

01

将牛蒡和胡萝卜斜切薄片后切碎，将莲藕切成2毫米的半圆形薄片。

02

将锅加热后倒入芝麻油，待油热后倒入牛蒡，用中火翻炒。

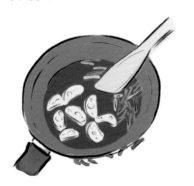

03

去除牛蒡的异味后，将牛蒡拨到锅子一边。倒入莲藕，然后将牛蒡覆盖在莲藕上翻炒。

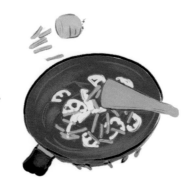

将胡萝卜放进③中，迅速炒一下。

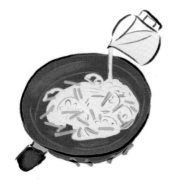

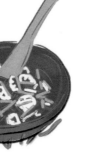

倒入浸没食材的水，中火煮沸改小火，加盖后继续炖煮。

煮汁剩下1/3的时候，加入2大匙酱油。搅动，使酱油在锅里均匀撒开，加盖子后用小火慢慢炖。

待煮汁几乎没有时，倒入剩下的酱油，上下搅拌后用大火收汁即可。

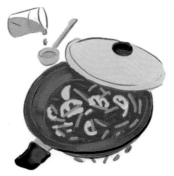

☕ **金平牛蒡的多样性**

便秘严重时仅用金平牛蒡即可。准备一根牛蒡削成薄片，加入芝麻油1大匙，酱油3大匙制作而成。牛蒡越细越碎越容易吸收。有贫血迹象的时候，可以增加胡萝卜的分量，咳嗽和咳痰较为严重时可以增加莲藕的分量，无论哪一种，坚持食用都可以发挥效果。

👝 **金平牛蒡的保存方法**

在冰箱中冷藏可以保存一周，剩下汤汁时，容易产生霉菌，因此要煮到没有汤汁为止。

草药疗法

缓解各种症状

草药疗法可以从我们自己的身边开始。蕺菜、艾叶、笔头菜不仅分布广，用途也很广泛，把自然界孕育的生命力和能量带回平常的生活中，这些草药作为茶水和入浴剂会对保持健康及各种身体不适发挥良好的效果，这些都是我们必须了解的草药。

采摘草药

【事前准备】

准备的工具有修剪剪刀、报纸、塑料袋、劳动手套。为了防止被树枝和刺弄伤以及避免蚊虫叮咬，最好身着长袖衫和长裤。脚下一般都会比较泥泞，所以尽量选择旅游鞋和长靴才能更加便利地采集草药。为了避免阳光直射和淋雨，帽子（草帽最好）和雨衣要准备好。

【采摘的场所】

避开排放尾气的路边或者有农药残留的田地和苗圃以及有猫狗出现的地方。尽量去远离人烟的地方，比如深山或者荒原上采摘。最好不要去私人山地、宅地、国家公园、自然保护区内采摘。

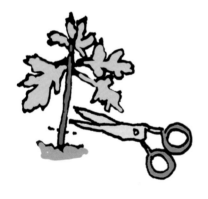

下午特效药药效会下降，在药草（一般认为，药草为正在生长，且有药用价值的植物；草药是"中草药"的简称，即为加工处理后的药物）生机勃勃的早上到上午10点采摘最理想。不要根部，为了使其能够再次生长的可以留住根部。采集后用水清洗，再用报纸包好，装进稍大的塑料袋，透气性不好会损伤药效，所以应打开塑料袋的口。

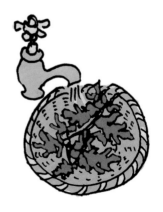

将药草上的泥巴和杂质洗净，如果不洗的话，会发生腐烂，成分也会蒸发，所以应在回到家后马上进行处理。所需的鲜叶，洗净后就可以直接使用。

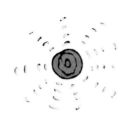

擦净水分，在竹篓或者报纸上铺开，在阳光下晒干，夏季用一天，其他季节用2～3天的时间。然后阴干4～5天，干燥时间根据地域和季节不同而不同。用手轻轻揉搓，茎部和叶子会清脆地折断就可以了。傍晚之后放在户外会吸收水分，所以最晚也要在四点前收回到室内。

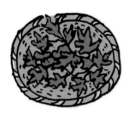

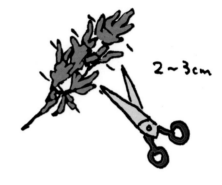

将草药剪成2～3厘米的小段，用作茶水和入浴材料。

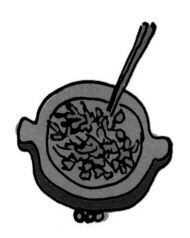

将干燥的草药放进砂锅或者陶瓷锅中，用小火翻炒几分钟，这样可以防止产生霉菌。

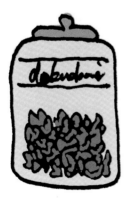

将草药和干燥剂一起放进纸袋、茶桶、广口瓶等容器中。保存在通风干燥的地方，带入水分可能会造成霉菌的产生，所以拿放的时候应先擦干手上的水再拿取草药。

沏草药茶

只需一服，就能调理身体

使用草药最简单的方法就是作为茶水饮用，只需每天饮用，就可以慢慢改善身体状况。根据个人喜好，可以像煎茶一样饮用淡淡的几杯，也可以煎熬成中药饮用，按照自己的喜好寻找合适的饮用方法。重要的是长时间饮用才能显效，所以应该坚持饮用。

饮用淡茶

【材料】

草药 5 克，热水适量。

01 将干燥的草药放进小茶壶中。

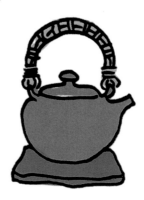

02 倒入热水，盖好盖子后焖上3分钟。反复泡饮几次，直到泡不出茶色。

以煎药形式饮用

【材料】

水 2 升，草药一小把（10～20 克）。

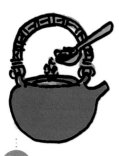

01 将草药放进砂锅中，加水。

02 架在中火上煮到沸腾，注意不要沸出。然后再用尽量小的火慢煮30～40分钟，煮到一半分量。

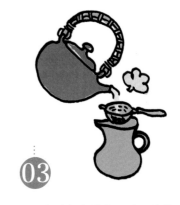

03 为避免有效成分返回草药中，用茶篦子过滤。分为3等份，空腹（用餐前1小时）饮用即可。

稍稍煎煮饮用

【材料】

水 2 升,草药一小把（10 ~ 20 克 ）。

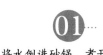

将水倒进砂锅，煮开。

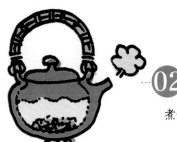

煮开后放入草药，加盖。在小火上煎煮10分钟。

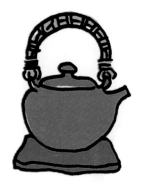

从火上拿下砂锅，用余热再焖上5分钟左右来调出成分和味道。

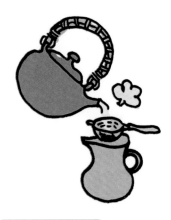

用茶筐子过滤。因为不将草药和煎汤分开的话，有效成分会再返回草药中，所以必须过滤。

用草药粉泡茶

将干草药用食物搅拌器制成粉末，取大约1小匙放进茶碗中，倒进热水后就可以泡制成茶，泡制程度也会变得更高。将粉末放进密封的容器中，同时放入干燥剂，保存在冰箱中可以使用3个月左右。

▶ 作为汤药服用

草药茶比起单品种地饮用，混合起来饮用疗效更佳。收集荠菜、艾叶、笔头菜后分别或3种混合在一起，或者用市面上的草药茶配上采集的草药也可以。用小火将3～5克糙米（薏米或者黑豆）干炒到稍有焦色，同草药一起煎服会更加芳香和温和。

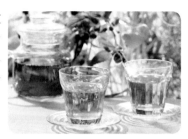
草药茶

▶ 用砂锅和陶瓷锅煎煮

煎煮草药的容器可以选择砂锅、陶瓷锅、陶壶、搪瓷壶。使用铁质和铜质的锅和壶会和草药的有效成分发生化学反应，可能会减轻药效，甚至产生有害物质。

▶ 使用净水器的水或矿泉水

草药茶的味道和效果会受到所用水质的影响。自来水中还有大量破坏草药茶有效成分的盐分，所以应使用通过净水器的水或者市面上的矿泉水。水质过硬也会使有效成分难以溶解，所以适合用软水。

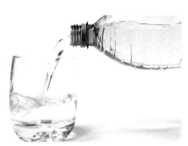
矿泉水

▶ 调节热水的温度

草药茶中含有的单宁酸溶解越多越苦。单宁酸在60℃以下就不怎么溶解，但是在80℃或90℃就会溶解。单宁酸能够增强胃肠功能，所以需要单宁酸药效的时候就可以将水调到80℃以上，如果重视味道的话就可以将温度保持在60℃以下。想要饮用味道较淡的草药茶可以调整倒入的水，熬煮时间越长，就会越有苦味和涩味。

蕺菜、艾叶、笔头菜的功效和分辨方法

▶ 蕺菜

【功效】

　　蕺菜的名字含义并不是"堆积毒素"，而是"改正毒素"，所以正如名字所示，能够促进通便、排尿，将身体内的废弃物和有害物质排出体外。随着解毒的进行，新陈代谢也会变好，达到调整体质的效果，蕺菜是在环境污染日益严重的现代社会中颇有疗效的草药。蕺菜有助于强化毛细血管，预防高血压、动脉硬化、脑出血。已经证明在附近没有医院的山村中，蕺菜有257种使用方法，可以说是万病之药，作为传统药品使用至今。

【分辨方法】

　　蕺菜叶小，呈心脏形，头部较尖。叶子表面呈深绿色，背面呈紫红色，喜欢生长在湿气较重的地方。揉搓叶子会出现特别的臭气（故名鱼腥草）。虽地域而不同，但基本都在每年5～7月开花，有四片类似花瓣的花被包围着中间极小的黄花。除冬季外都可以采集，但在快要开花前采集，药效较好。

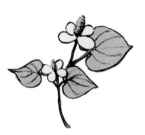

▶ 笔头菜

【功效】

　　笔头菜在欧洲的一些地方自古就用于治疗疑难杂症，而根据德国的奈尔普神父发明的奈尔普疗法因对糖尿病、肝脏疾病、肾脏疾病、结石、风湿等疾病有惊人的治疗效果而闻名。从这个角度考虑，笔头菜是最引人注目的草药了。笔头菜富含钙、钾、硅酸等物质，可以补给身体容易缺乏的矿物质，具有很强的利尿效果，对肾脏、膀胱以及前列腺疾病都有治疗功效。

【分辨方法】

　　从春天开始到夏季，生长在日照较好的草地。大家熟知的问荆就是繁殖笔头菜的东西，笔头菜是问荆的孢子散开干枯后从地下茎长出的孢子茎。大约长到30～40厘米高，茎部细长，各节轮生小枝，繁殖能力旺盛，可完全覆盖地面。

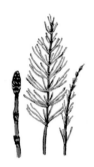

▶ 艾叶

【功效】

　　艾叶最知名的功效就是净化血液，由于富含叶绿素，所以有很好的增血作用，促进血液流动，强化毛细血管。这样有助于抑制导致老化的主要原因之一的炎症和出血，可以预防和治疗高血压和动脉硬化，还可以缓解"万病之本"的寒证。众所周知，因为艾叶能够稳定血糖值，所以用于预防和治疗糖尿病。

【分辨方法】

　　一般在日照较好的地方生长茂盛，可以生长到1米高。属于菊科植物，叶子也同菊花叶类似，叶子表面为绿色，背面布满细小的白毛，揉搓后会产生有镇定作用的气味。类似的植物有豚草，但豚草叶背面为黄绿色，艾叶背面为白色。生长期为从夏季到秋季，茎部长有黄褐色的小花。快要开花之前的艾叶药效较好。

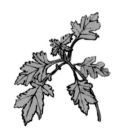

制作草药浴

放松身心

　　蕺菜、艾叶、笔头菜制成草药浴也很有疗效，只需煎煮后倒入洗澡水中沐浴，就可以促进血液循环，激活新陈代谢，促进毒素排出。草药能够有效抑制自来水含有的氯元素的毒害作用，所以可以制成保护皮肤的洗澡水。洗澡后带有镇静作用的草药香气能很好地加深睡眠，第二天醒来时也会倍感清爽。

【材料】

草药(干叶)100 ～ 200 克(鲜叶需 500 克)，水 2 升。

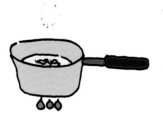

01

　　将草药和水放进搪瓷锅中，然后架在中火上，待煮沸后改为小火，再煎煮20分钟。

02

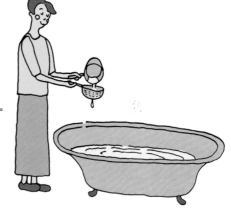

　　将①倒入装满热水的澡盆中，全身浴以40℃为宜。有时会造成浴盆染色，所以沐浴后将洗澡水放掉。

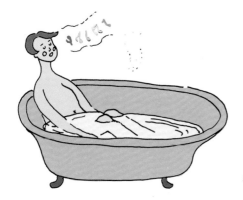

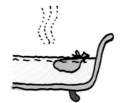

　　如果是沸腾的洗澡水，可以将草药装入用毛巾或棉布做的布袋中，放进澡盆后用水浸出有效成分。

草药水的功效

【蕺菜】

　　具有杀菌消炎作用，所以对皮肤粗糙、湿疹、遗传性皮炎疗效很好，对治疗痔疮也有效果。通过促进血行，可以缓解腰疼和关节炎。

【艾叶】

　　具有良好的暖身效果，可以有效改善寒证和低血压。鲜叶有镇定效果，可以加深睡眠。

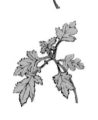

【笔头菜】

　　促进排尿，有助于消除水肿，对于治疗痱子、粉刺、皮肤病、刀伤有效。

草药水的浸泡方法

　　足浴是将脚踝以下浸泡在水中的泡浴方法，通过浸泡被称为"第二心脏"的足底，可以促进血液循环，刺激心脏和肾脏功能。艾草具有很好的暖身效果，准备100克干叶（鲜叶200克）放进锅中，加水2升，用中火煮20分钟，将煮好的水倒进一个稍大的盆中，调节水温。然后进行足浴10分钟左右，待水变凉后续上热水。

足浴

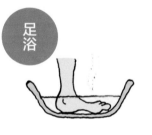

***
　　空腹时效果较好，避免饭后一小时内进行足浴。感觉不适应马上停止。

半身浴

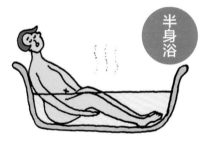

　　浸泡草药浴的话，推荐进行半身浴，半身浴是只需浸泡肚脐以下的沐浴方法。通过促进发汗，可以促进新陈代谢和毒素的排出。浸泡在37～40℃的洗澡水中，可以使副交感神经处于兴奋状态，能够起到镇静心神、缓解酸疼和僵硬症状的作用。

　　坐浴是只需腰部浸泡的沐浴方法，对于治疗以腰为中心的各种病症很有效果，能够缓解腰疼、膀胱炎、肾脏疾病、妇科疾病等症状，改善便秘。笔头菜适合坐浴，将100克的笔头菜和2升的水倒入锅中，用中火熬煮20分钟左右。在盆或者浴缸中放满热水后加入煮好的草药水，然后坐到里面浸泡腰部，浸泡大约20分钟到出汗为止。

坐浴

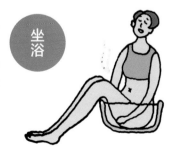

枇杷叶疗法

三千年佛教医学的精髓

将枇杷叶用于治疗疾病，被认为是延续三千年历史的佛教医学之精髓。在很长一段时间里，枇杷叶用来救治患有疑难杂症的老百姓。乍一看会以为是一种巫术，但是枇杷叶中含有具有较强消炎作用的成分，通过皮肤进入体内，不仅能治疗肩膀酸痛、腰痛、关节炎，还能缓解肝脏、肾脏等内脏器官的疼痛。特别是有良好的血液净化作用，可以从整体上来调理身体。可以说这种疗法是能够顺利恢复健康的自然疗法之基点。

金地院疗法

在位于滨名湖附近临济宗的寺院，金地院中从大正结束到战前一直在实施枇杷叶疗法。据记录这里大约医治了 20 万名患有疑难杂症的患者。

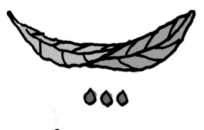

将枇杷叶中有光泽的一面（正面）放在火上烘烤，注意不要烤焦。

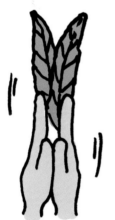

将两片叶子正面贴在一起摩擦10次左右。

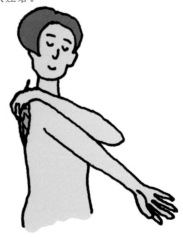

将两片叶子的正面仔细按摩腹部丹田以及心口窝6～7分钟，之后再按摩背部、肩部、腰部、腿部各10分钟，最后再对疼痛部位进行按压式的按摩。

直接贴于患处的方法

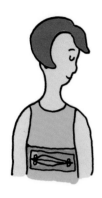

　　直接将枇杷叶贴附在患处，用体温将枇杷叶的有效成分通过皮肤渗透到体内。用油纸或者保鲜膜贴在枇杷叶上，可以使枇杷叶不会很快变干。

煮芋头湿敷

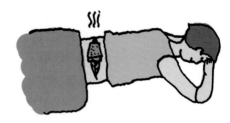

　　将枇杷叶贴在僵硬酸疼的部位，然后用煮过的芋头湿敷在上面。

制作枇杷叶精华物

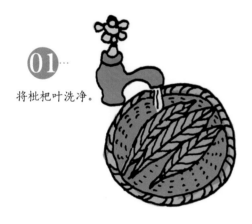

01　将枇杷叶洗净。

02　用干布擦干净。

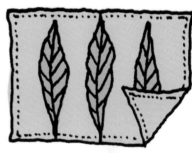

03　剪碎。

04　剪碎的枇杷叶放进广口瓶中，倒入35度的烧酒。夏季放置2个月，冬季放置4个月可以使用。用2～3倍的水稀释后直接涂于患处，也可以将布浸透放在患处，然后在上面进行芋头湿敷。

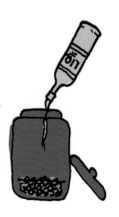

制作热敷

逐渐发挥效果

热敷通过暖身可以缓解由炎症引起的疼痛，还可以通过改善血行来刺激新陈代谢，缓解症状。蕺菜、艾草、笔头菜等身边的草药配以生姜、芋头湿敷会有惊人的治疗效果。

芋头湿敷最简单，将芋头加热后用毛巾包好，然后直接贴附在僵硬或者疼痛的部位即可，可以逐渐而顺畅地缓解疼痛，能够有效治疗腹痛、肝脏和肾脏的疼痛等病症。

生姜湿敷可以通过改善血液流通来促进新陈代谢，还有解毒的功效，同时还可以治疗炎症，消除疼痛。

生姜不仅能暖身，如果配上草药和芋头的功效，会更加提高其疗效。具有良好的杀菌消炎作用的蕺菜有助于脓肿和肿包的吸收；暖身效果很强的艾草对于腰疼和肩部酸疼等疼痛也非常有效；将笔头菜贴附于肾脏上部，能促进排尿，提高肾脏功能。无论是哪一种方法，在上面施以芋头湿敷，都可以使有效成分渗透到人体内。

芋头湿敷利用了芋头的吸出功能。一定要在进行完生姜湿敷，改善血行后再进行芋头湿敷，这种"生姜湿敷+芋头湿敷"的方法针对一些从简单的不适发展到严重的症状的患者。针对关节炎、肝脏疾病、肾脏疾病等有很好的疗效，还可以缓解由癌症引起的疼痛。通过这个方法的治疗，使癌症症状得以减轻的人也不在少数。

草药热敷

【材料】 新鲜草药适量。

将洗净后的新鲜叶子切碎。用煎锅干炒。

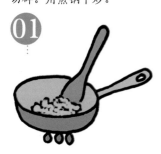

用研钵将①研碎。

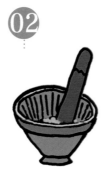

将②涂抹在纱布或布上，贴附在患部，用橡皮膏固定好。

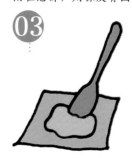

芋头湿敷

【材料】 芋头1～3块。

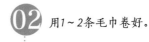
用1～2条毛巾卷好。

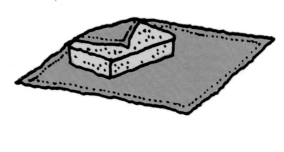

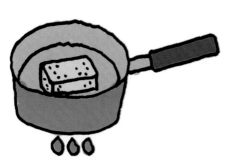

01 将水煮开，将芋头倒入后焯热。

03⋯
贴附于患处。

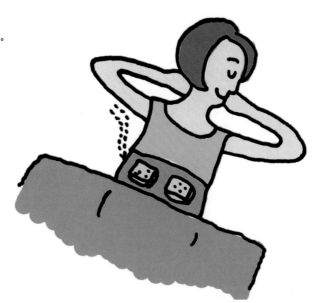

* ● 准备3块，同时贴附在后背肝脏的对应部位和左右肾脏部位。准备2份，贴附着一份的时候，另一份架在火上加热，交替着湿敷更有效果。由于很舒适可能会睡着，所以要多加注意明火。

● 用于湿敷的芋头，使用几次后会变小，用完后装入密封塑料盒中放进冰箱保存，以备下次使用。

生姜湿敷

【材料】 陈姜150克。

 将陈姜连皮擦碎。

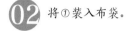 将①装入布袋。

在70℃的热水中抖动几下即可。

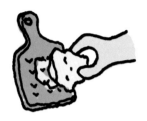

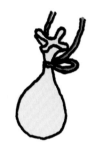

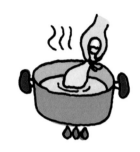

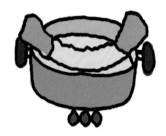 将毛巾浸泡在③中。

带上橡胶手套后握住毛巾两端拧干。

用手掌拍打，调节到适当的温度。

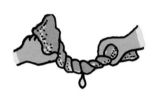

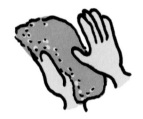

将⑥中的毛巾a贴附在患处，再把⑤中的热毛巾b贴附上，然后再铺上一条浴巾。毛巾a变凉后抽出，用毛巾b再贴附在患处，将毛巾a浸泡后拧干再直接贴到毛巾b上（浴巾下面）。每20分钟更换一次。

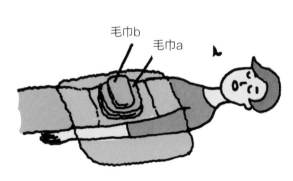

毛巾b
毛巾a

* 注意不要烫伤。

芋头湿敷

【材料】

　　中等大小的芋头 4～5 个（原则上使用无农药的芋头，如果是无农药的话，不会引起瘙痒。如果是使用化肥的芋头会出现瘙痒的症状，所以最好剥去厚厚的皮），生姜泥（相当于芋头分量的 1/10），小麦面粉（与芋头同量）（芋头越新鲜水分越多，所以面粉的量也要增加）。

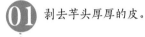 剥去芋头厚厚的皮。

 用擦菜板擦碎。

 将生姜擦碎。

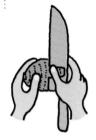

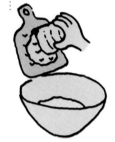

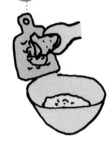

④ 加入面粉。

⑤ 用筷子搅拌，搅出黏度。

⑥ 在棉布或纱布上铺好，大约铺1.5厘米厚即可。

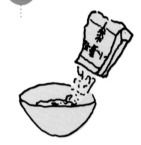

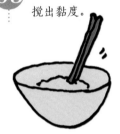

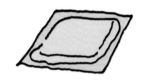

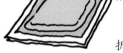 ⑦ 准备一块较大的白布对折后将⑥铺在上面。

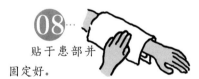 ⑧ 贴于患部并固定好。

*
- 不要提前擦碎芋头，在快要贴附之前再擦碎。
- 湿敷的时间大约为四小时，如果皮肤敏感的人可以提前涂抹芝麻油或者橄榄油。
- 如果湿敷后芋头变干这是因为涂抹太薄，所以一定要涂抹充足的厚度。
- 治疗肝脏的不适，可以在芋头中加一颗中等大小的土豆（生姜和小麦粉的量以芋头+土豆为基准），这样可以增强吸收力。

冻粉断食

在家中进行的断食疗法

断食在没有指导者的情况下进行是非常危险的。从这一点来看，冻粉断食是在继续平时生活的情况下可以尝试的一种振作身心的疗法，具有排出毒素、废弃物以及改善便秘的疗效。断食一共进行三天，通过让大肠得到充分的休息来恢复其功能。

一般的断食是不食用任何东西，除了水或者是清汤和酶液，在几天或者是一周比较聚集的时间内进行。经过长期的断食，对身心都有一个很大的改善；而另一方面，如果没有经验丰富的人指导，有可能会出现危及生命的情况。

"冻粉断食"是一天只食用冻粉的断食疗法，断食前后一天的基本菜单是只食用糙米粥或小米粥，三天的时间里虽然没怎么进食，但进食冻粉或粥类使得自己有一种吃饱的感觉，不仅感觉不到痛苦，而且还能按照往常的生活支撑过去。利用周末的话，能够更加轻松地进行。

冻粉80%的成分是膳食纤维，是食品中膳食纤维最丰富的，而且，能够被胃酸分解，产生能维持肠道内菌群平衡的催化剂——苹果糖。因此能够刺激胃肠蠕动，促进消化，利于通便，改善肠内环境。

此外，不仅能刺激肠道蠕动，还能减少肝脏和肾脏的解毒活动，有助于恢复整个身体的解毒功能。另外，针对入口食物的解毒活动是面向体内解毒的，所以对于排出体内堆积的有害物质有着很好的效果。

虽然只是短短三天的断食，但是对于持续工作的大脑是一个恢复功能的很好机会。每月进行一次，通过坚持进行"冻粉断食"，可以保持身体的健康。（注意：需要在医生指导下进行）

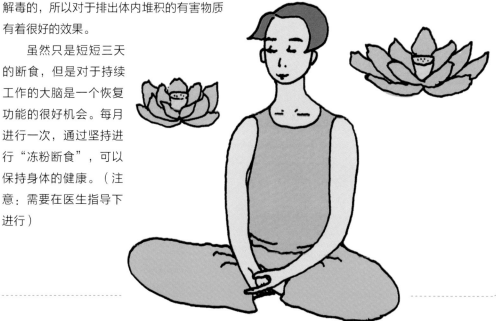

制作冻粉

平时食用也很可口的断食食品

冻粉每天的食用量最少2根，多则4根。由于没有甜味，身体有可能会出现不接受现象，所以可以将糙米糖（或者米糖）煮化在冻粉中，做好后食用。为了顺利排出毒素和废弃物，应尽量多喝水（2升以上）。

【材料（一餐份）】

冻粉棒1根，水400毫升，食盐3克，糙米糖20克。

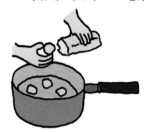

01 将冻粉棒弄碎后放进锅中，加水稍稍浸泡一下。

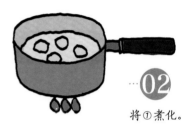

02 将①煮化。

03 在②中加入食盐和糙米糖搅拌在一起。

04 倒入大方盘中，放进冰箱冷冻。

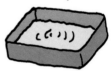

---

* **冻粉断食法的注意事项**

- 选用琼胶来作为长时间内的断食食物，情况会十分危险。如果一天内摄入的食物以琼脂为主，那么一个月最好控制在一次。
- 如果您的胃肠功能较弱，那么在进行琼脂断食法之前，最好事先去医院检查是否患有胃溃疡等疾病。
- 在进行断食疗法的过程中，若出现呕吐、腹痛等现象，请立刻停止，并去相关医院进行检查。
- 断食疗法过后，切勿暴饮暴食。

西式健康法

矫正弯曲的脊柱

饮食在日常生活非常重要，但如果以胃、肝脏、肾脏、大肠为主的内脏器官不能好好发挥作用，摄取的食物也不能顺利地被消化吸收，而且还会淤滞废弃物，然而影响这些内脏功能的正是人体的脊柱。西式健康法就是矫正脊柱弯曲的有效健康方法。

人类在直立行走之后，双手变得自由，大脑变得发达，称为生物中独一无二的物种。但是，也正是因此，人类和其他动物一样拥有的发挥"梁"作用的脊柱，却变成了"柱"。

由于从原来四肢支撑整个体重，变为头部位于最上，必须靠双脚支撑体重，这样会容易造成脊柱变弯曲。

神经从脊柱延伸到各个内脏，脊柱弯曲后脊椎骨发生扭动和倾斜，这样可能会压迫到连接各个内脏的神经，甚至损坏，神经就会无法工作，也会造成内脏器官不能很好地发挥功能。

无论对于饮食多么在意的人也有身体不适的情况，这多是由脊柱发生弯曲所造成的，这可以说是人类直立行走后的一个常见病。西式健康法就是教你一个将脊柱一点点矫正的健康法，是一个不需要任何健身器材、只要有一点空间即可进行的很好的健身方法。

腹背运动（准备活动）

进行本运动之前，大约要进行一分钟的准备运动。

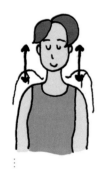 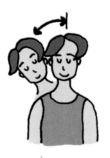 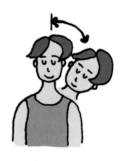 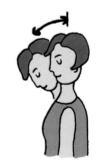

01 双肩同时上下运动10次。

02 头部向右弯曲10次。

03 头部向左弯曲10次。

04 头部向前弯曲10次。

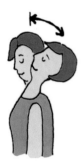

05 保持下巴和喉咙贴在一起的状态，头部向后弯曲10次。

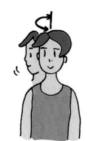

06 头部向右后方旋转10次。

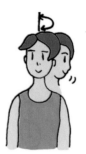

07 头部向左后方旋转10次。

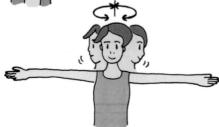

08 将双臂从前方迅速展开，保持水平状态。头部从右向左旋转一次。

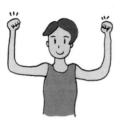

10 保持⑨的姿势双臂向上，将拇指紧握在手掌中，双臂沿水平方向下降，弯曲为直角。

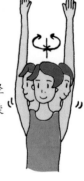

09 双臂向上垂直竖起。头部从右向左旋转一次。

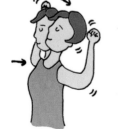

11 肘部不能低于肩膀，保持⑩的姿势，将双臂尽量向后牵引，同时头部向后弯曲，向上挺起下巴。

腹背运动（基础运动）

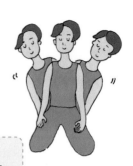

收紧臀部，无论是坐着、盘腿，还是坐在椅子上，保持上身挺直，将体重落在尾骨上，身体像钟摆一样尽量前后摆动。同时在脊柱有左右倾斜的情况下，可以使腹部向下用力，挺起腹部。一个来回一次，1分钟50～55个，坚持10分钟，以500个为目标。

* 基础运动的窍门

- 钟摆运动和腹部运动无法同时进行的时候，先练习向下用力挺出腹部的运动，再加上钟摆运动就可以了。
- 想象变成一根棍子，不弯曲脊柱，保持下去。